腰が痛い、ひざが痛い、足がしびれる、
肩がこる、疲れがとれない、
眠れない、胃腸の調子が悪い…

こういった体の不調は、
「2つの筋肉」が動かなくなっていることが
原因かもしれません。

姿勢が悪くなると、
筋肉の使い方のバランスが悪くなります。すると、
使わない筋肉はどんどん動き方を忘れ、
使い方が悪い筋肉はどんどん硬くなります。
そして、悪い姿勢のまま固まってしまい、
やがて体に不調が出てくるのです。

ここでとくに問題となるのが、2つの筋肉
「多裂筋《たれつきん》」と「足指の伸筋群《しんきんぐん》」です。

この2つの筋肉が、体の不調の原因になる!

体の軸をつくる
多裂筋

背骨に沿って縦に張り付いているのが多裂筋です。背骨を正しいポジションで維持するためにはたらいています。

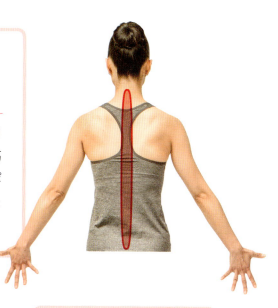

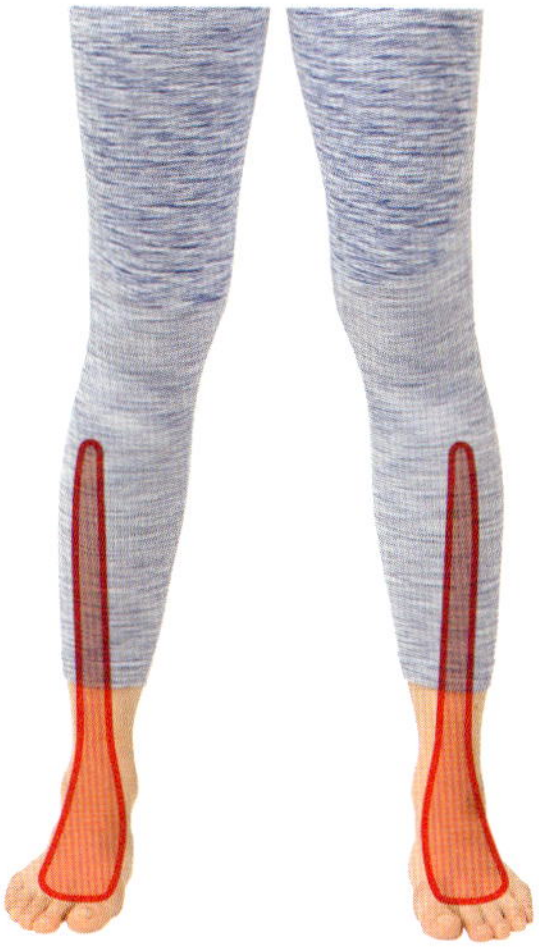

体の軸に影響する
足指の伸筋群

足の甲からすねまでつながる足指の伸筋群の役割は、足指を反らすことです。動かなくなると体を支える足指が使えなくなり、姿勢が悪くなります。

では、どうすればよいのか？

動かなくなっている筋肉
「多裂筋」と「足指の伸筋群」を
動かすだけでいいんです。

伸ばすだけで体はよみがえってきます。

動かなくなっている筋肉は、
縮めなくなったか、ゆるまなくなったか。
だから、伸ばしてあげて刺激を与えましょう。

そうすると筋肉は、
やわらかくなり、柔軟性を取り戻します。
そして、**動き方を思い出し、**
動ける状態が整います。
つまり、**筋肉をしつければ**良いのです。

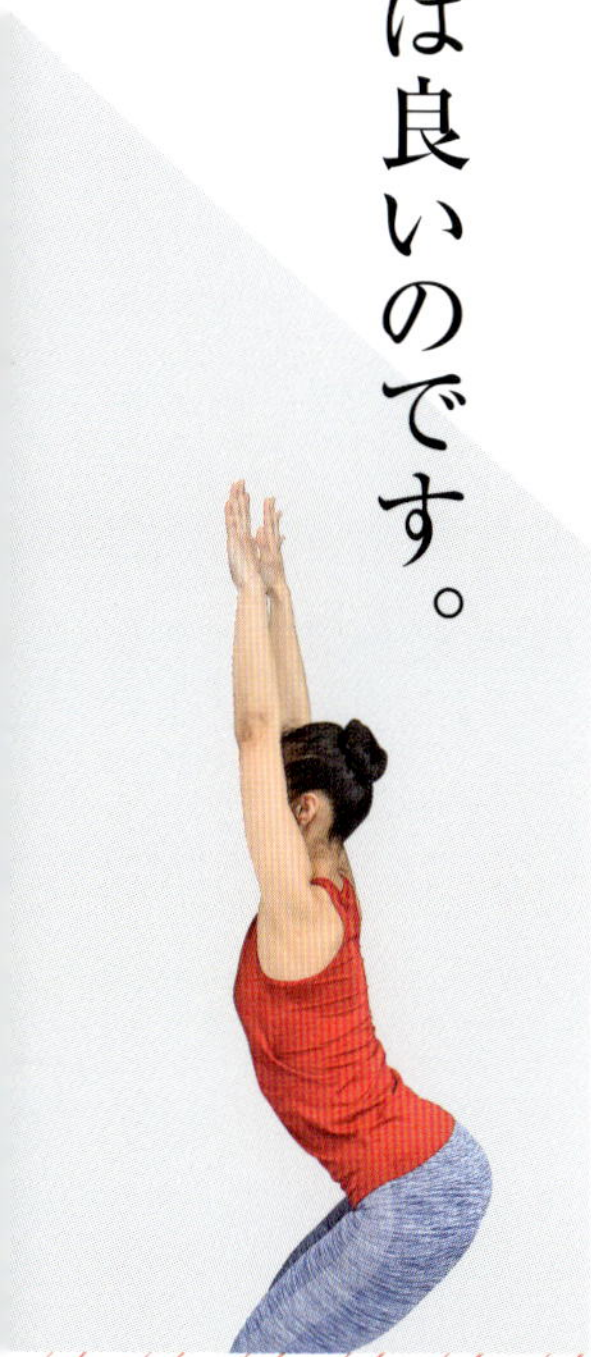

あなたの2つの筋肉がどれだけ動かなくなっているかチェックしてみましょう。

チェック①

上体反らし

「多裂筋」の動きをチェックしましょう!

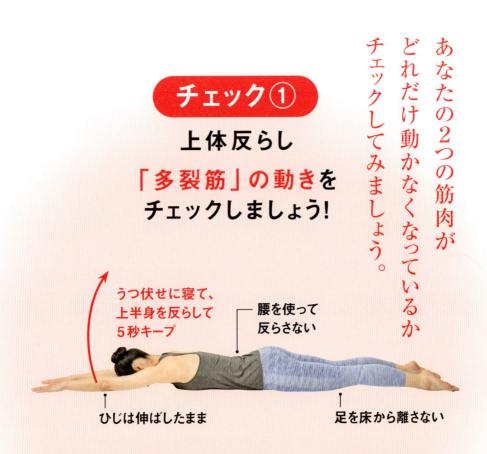

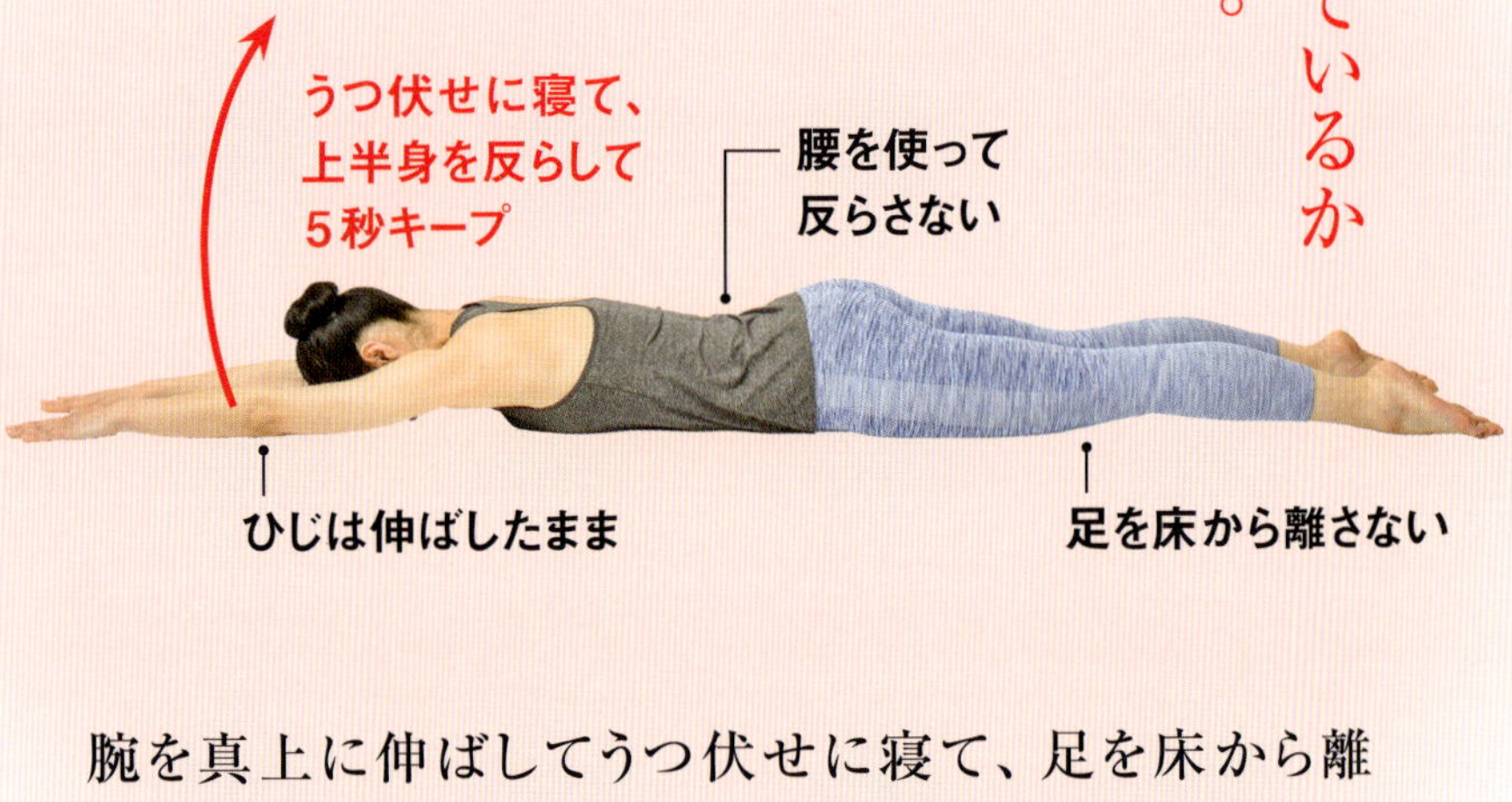

うつ伏せに寝て、上半身を反らして5秒キープ
腰を使って反らさない
ひじは伸ばしたまま
足を床から離さない

腕を真上に伸ばしてうつ伏せに寝て、足を床から離さずに、反動を使わずゆっくり上体を反らしてみてください。このとき、首だけを上げたり、腰を使って反らさないように注意しましょう。

どれくらい反らせますか?

チェック②

足指つかみ

「足の伸筋群」の動きを
チェックしましょう!

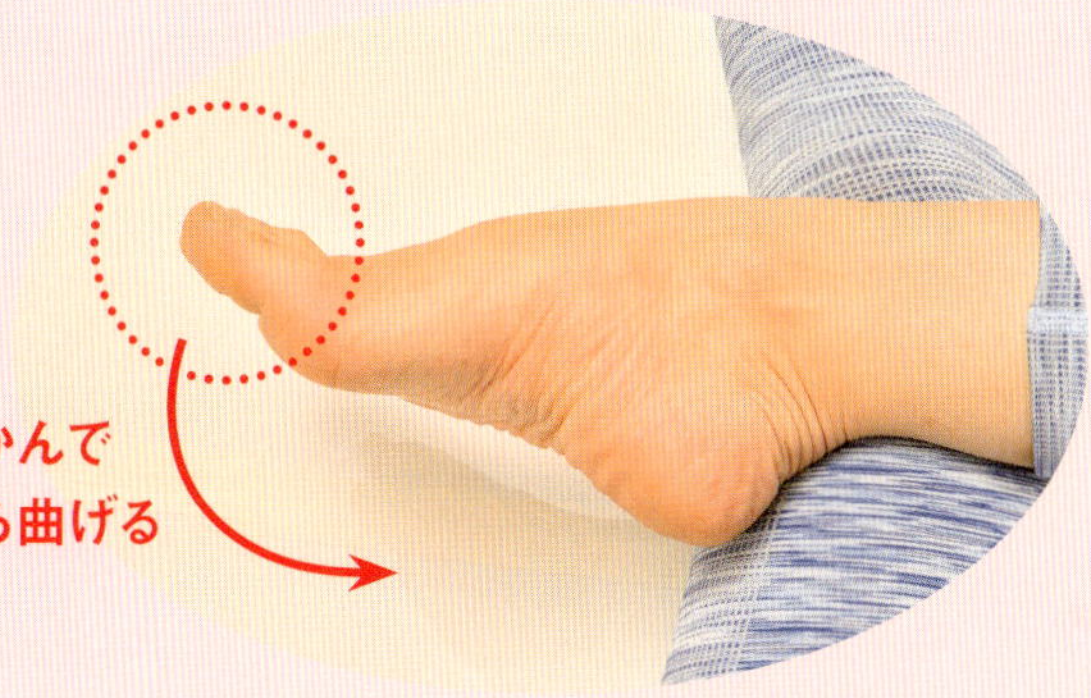

右足を、左脚のひざの上にのせ、左手で右足の指をつかんで付け根から曲げてみてください。
次に、左足も同じように曲げてみてください。
足の甲から曲がりますか?

チェック①

上体反らし

どれだけ反らせましたか?

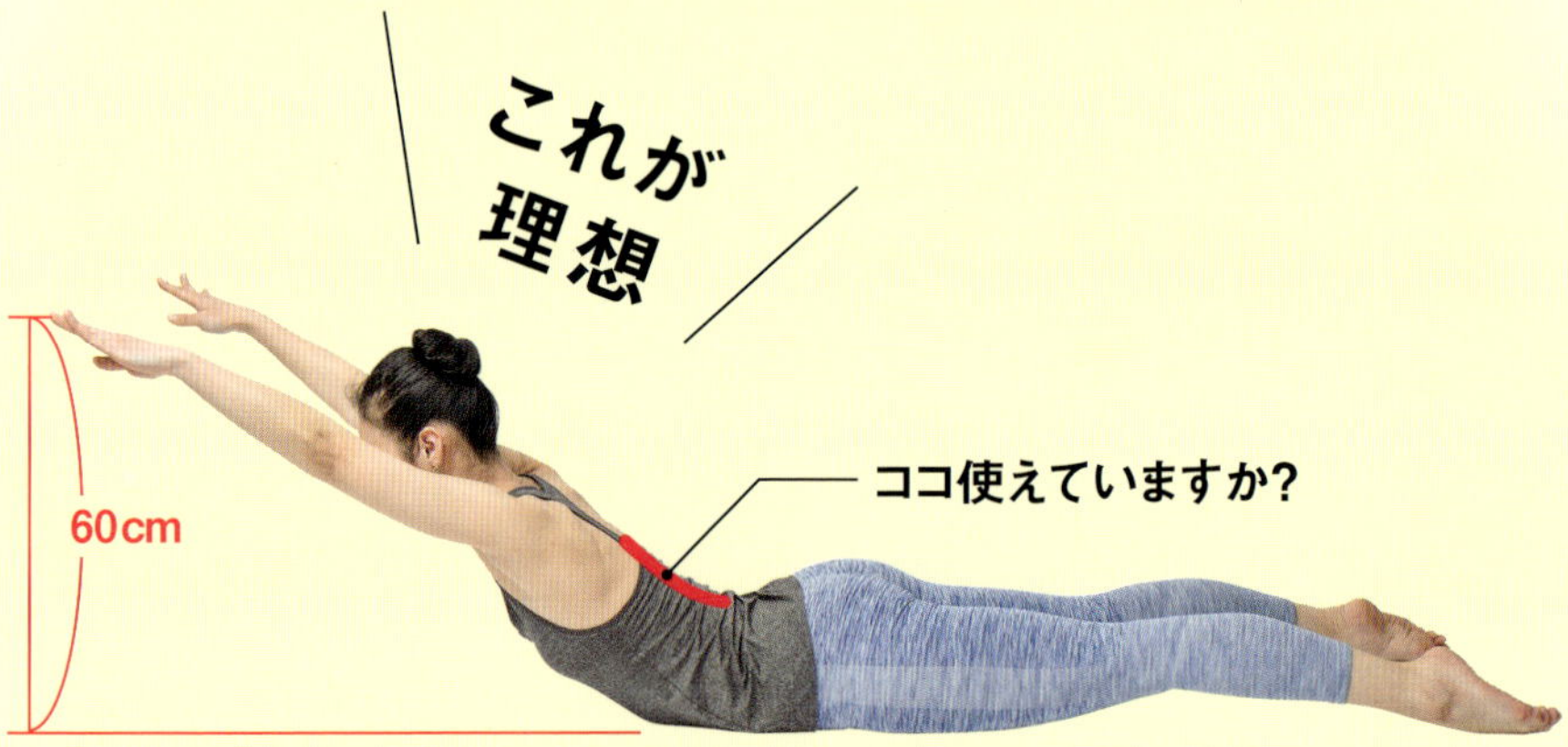

上体を反らしたとき、地面から指先までの距離がどれくらい離れましたか?

30センチ以下だった人は、多裂筋がほとんど動かなくなっています。

多裂筋がよく動く人ほど地面と指先の距離が離れます。理想は60センチです。

チェック②

足指つかみ

どれだけ足の甲が曲がりましたか?

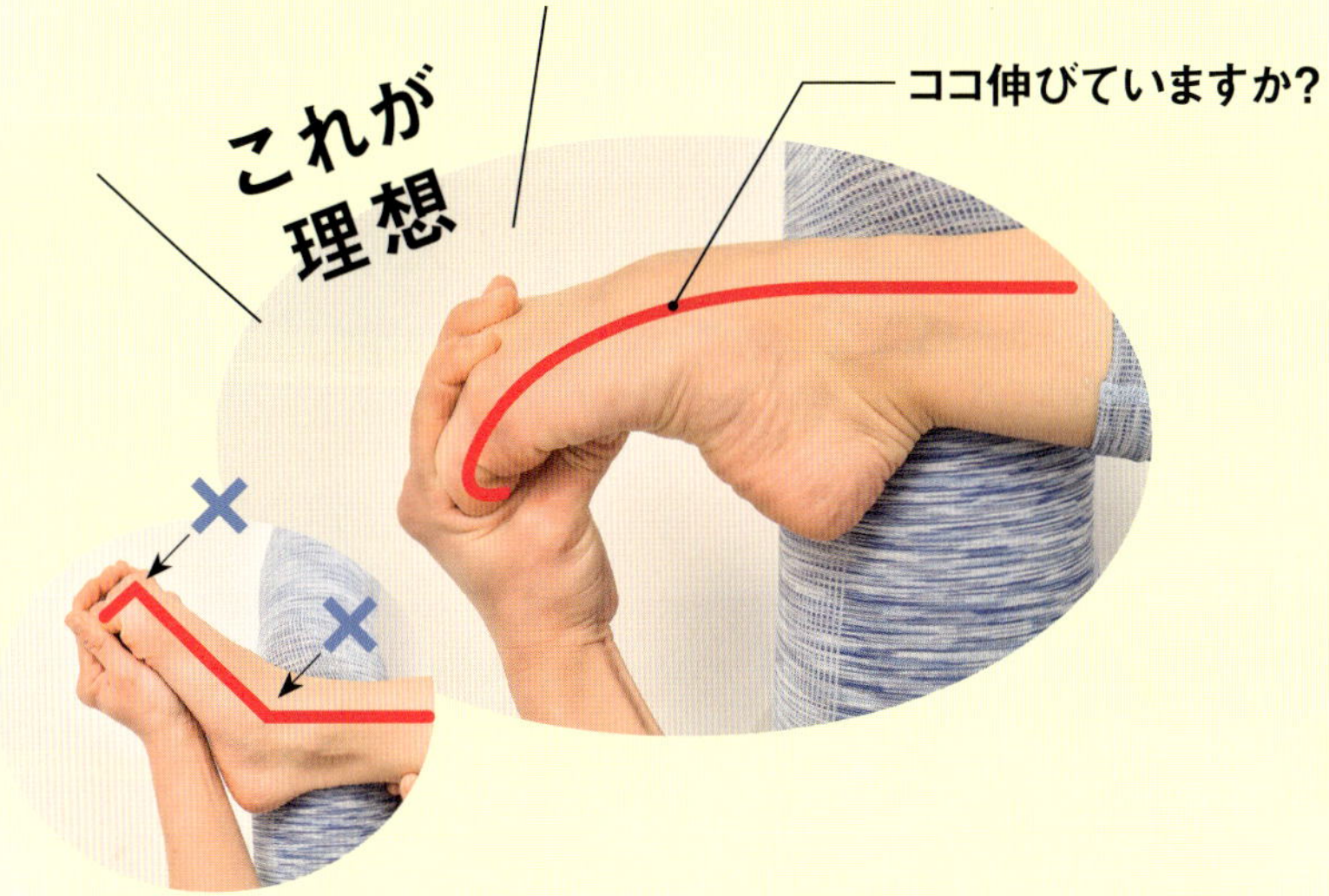

足指を曲げたとき、足の甲も一緒に曲がりましたか?

足指だけが曲がって、足の甲に変化がなかった人は、足指の伸筋群がほとんど動かなくなっています。
そもそも付け根から曲げることができなかった人は(写真左)、さらに伸筋群が動かなくなっています。

①

多裂筋をがっつり動かす

[壁ペタ伸ばし]

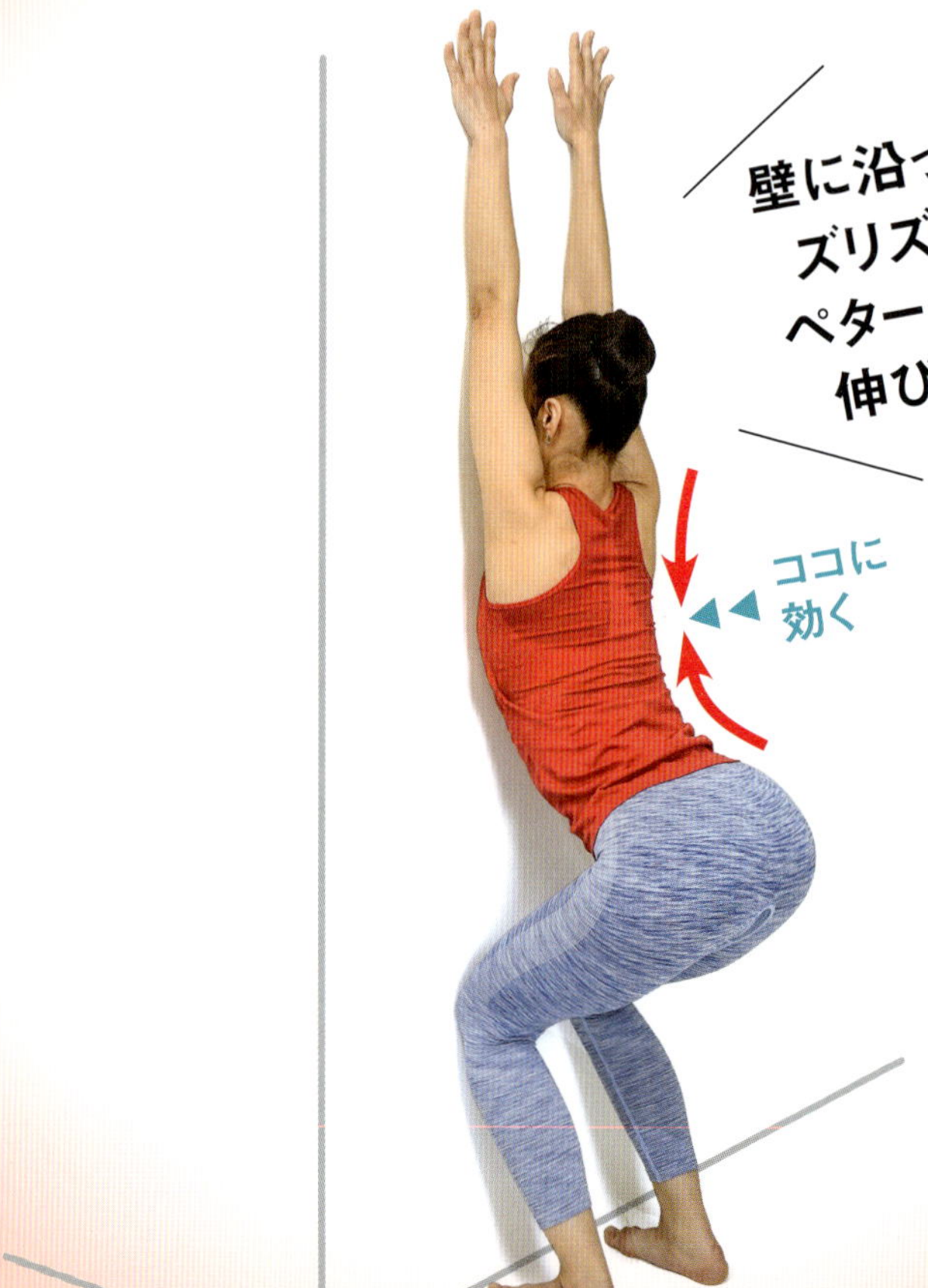
壁に沿って
ズリズリ
ペターっと
伸びる
ココに
効く

詳しいやり方はP56で

②

足指の伸筋群をがっつり動かす

[足指グーッと伸ばし]

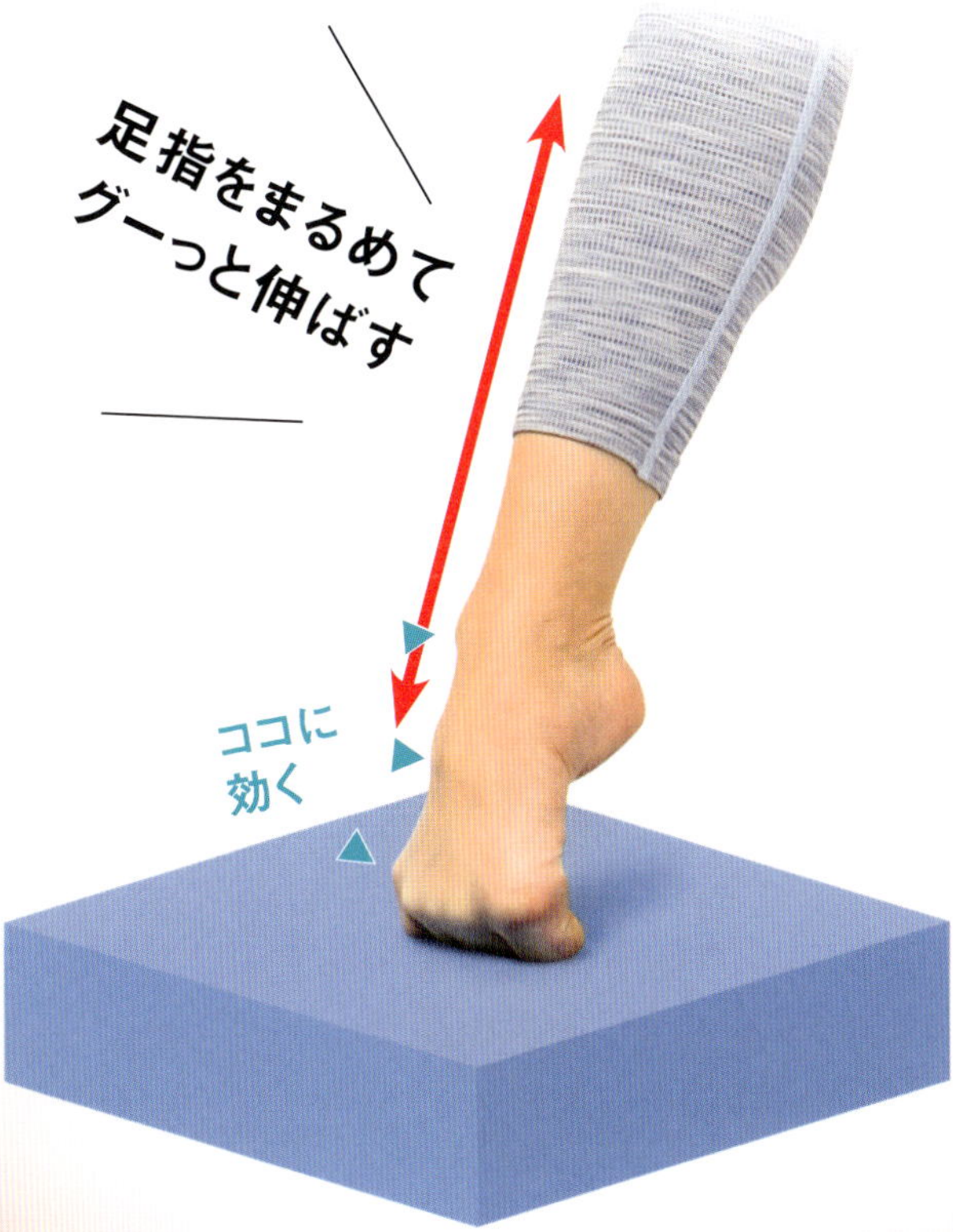
足指をまるめて
グーっと伸ばす
ココに
効く

詳しいやり方はP60で

でこんな症状が改善します！

疲労

筋肉がよく動くと血流が良くなるため、**疲れの原因**である老廃《ろうはい》物《ぶつ》や疲労物質がスムーズに**体の外に排出できる**ようになります。また、正しい姿勢になると疲れにくくなります。

筋肉のこり、関節の痛み

筋肉をバランスよく使えるようになると、使われ過ぎてきた筋肉や間違った使われ方をしていた**関節への負担が減り、こりや痛みの原因が解消**します。

自律神経の乱れ

肩や首などの筋肉や関節への負担が少なくなるため、その影響を受ける**自律神経が安定し、さまざまな不調の改善**につながります。

この2つの筋肉が動くだけ

免疫力の低下

正しい姿勢を維持できるようになると腸の運動が活発になり、**免疫細胞の約6～8割があるといわれる腸内環境が整い**、免疫力のアップにつながります。

呼吸が浅い

多裂筋が動くようになると、**呼吸運動をつくる横隔膜《おうかくまく》を大きく使える**ようになり、ふだんから深い呼吸ができるようになります。

冷え性

深層部《しんそうぶ》の筋肉までバランスよく動くようになると、**筋肉の持つ熱をつくる力と熱を運ぶ力が強く**なります。**体の隅々まで熱を届けられる**ので深部体温《しんぶたいおん》が上がり、冷えの改善につながります。

「壁ペタ伸ばし」と
「足指グーッと伸ばし」が
基本のストレッチです。
これで正しい姿勢をつくりましょう。

この2つのストレッチを行うだけで
1～2週間で効果を実感でき、
みるみる体はよみがえります。

基本プログラム

正しい姿勢をつくるストレッチ

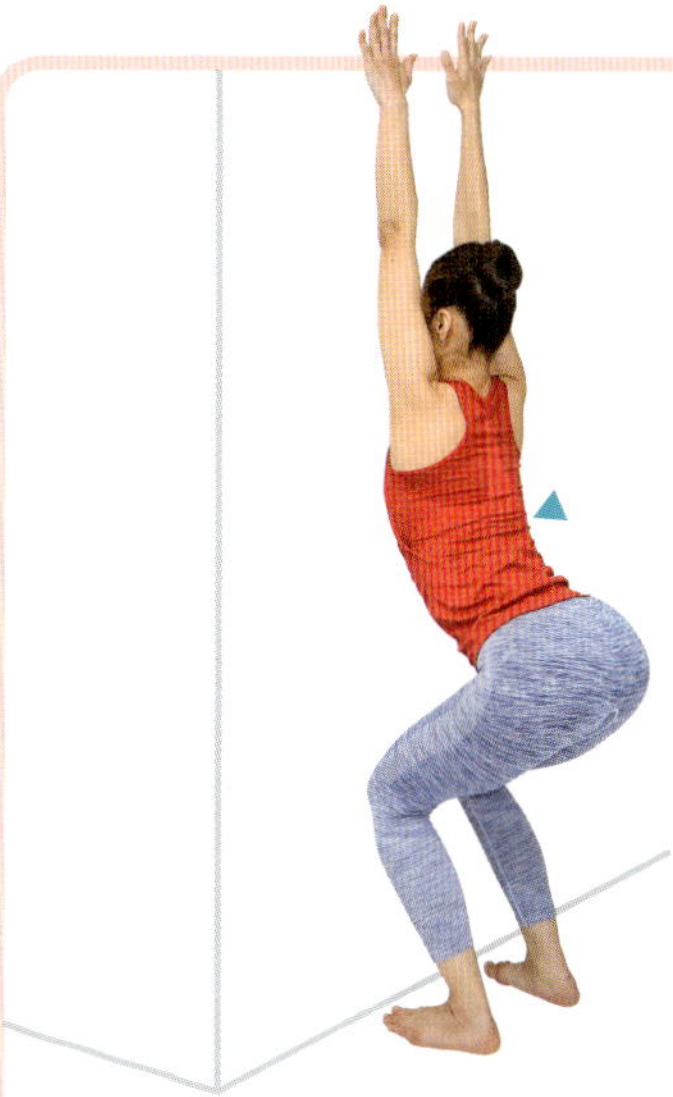

多裂筋に効く
［壁ペタ伸ばし］

両腕を伸ばして壁に向かって立ち、
壁から胸が離れないようにしながら、
背中を縮める意識で
ゆっくり腰を落とします。

足指の伸筋群に効く
［足指グーっと伸ばし ］

マットやクッションなどの
やわらかいものの上で、
足指を付け根からグーっと曲げて
軽く押し込みます。

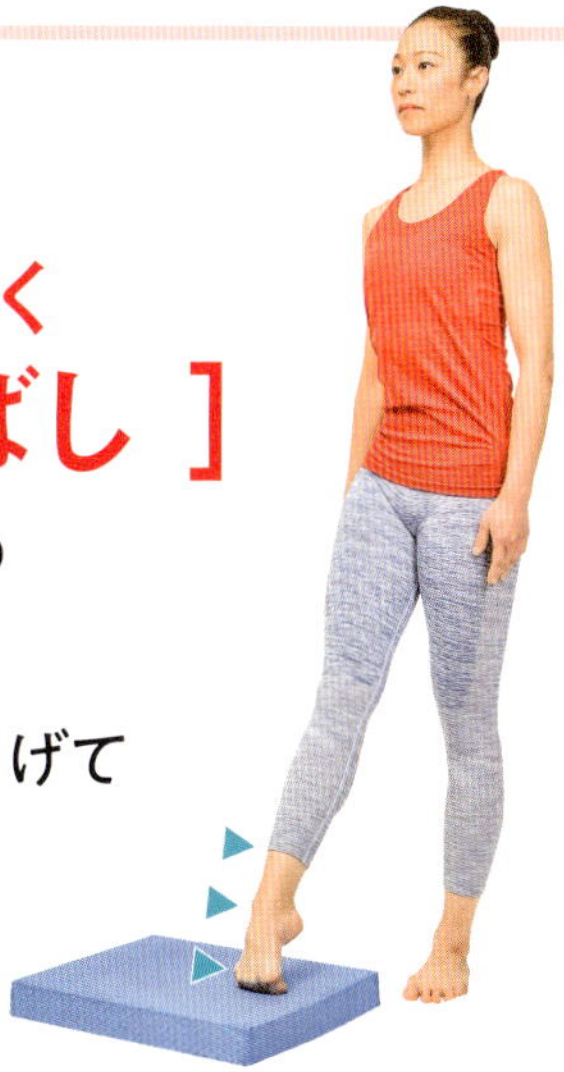

さらに短期間で効果を得たい人のために
ちょっときついのですが即効で効果が実感できる

プログラムA　超速で姿勢を正しくつくるストレッチ

また、気になる症状別のプログラムもつくりました。

プログラムB　腰の痛みを解消するストレッチ

プログラムC　ひざの痛みを解消するストレッチ

プログラムD　肩こりを解消するストレッチ

ぜひ用途に合わせて試してみてください。

※ストレッチ中に痛み、しびれ、めまいなどがある場合は中止してください。

プログラムA

超速で姿勢を正しくつくるストレッチ

正しい姿勢をできるだけ早く取り戻したい人のプログラムです。筋肉を鍛える要素も入っているため、少しきつめのプログラムになります。

プログラムB

腰の痛みを解消するストレッチ

姿勢づくりをしながら、腰の痛みをやわらげるプログラムです。腰の上下の背中と股関節《こかんせつ》まわりの筋肉を伸ばします。

プログラムC

ひざの痛みを解消するストレッチ

姿勢づくりをしながら、ひざの痛みをやわらげるプログラムです。前側の太ももの上、脚の裏側の筋肉を伸ばします。

プログラムD

肩こりを解消するストレッチ

姿勢づくりをしながら、肩こりをやわらげるプログラムです。肩や首の負担を減らすために上半身の筋肉をまんべんなく伸ばします。

超速で姿勢を正しくつくるストレッチ

超短期間で正しい姿勢を取り戻す

基本のストレッチ ［ 壁ペタ伸ばし ］［ 足指グーッと伸ばし ］

プラス

症状別ストレッチ

［ 背中反らし ］

うつ伏せ状態から背中の筋肉をしつけます。

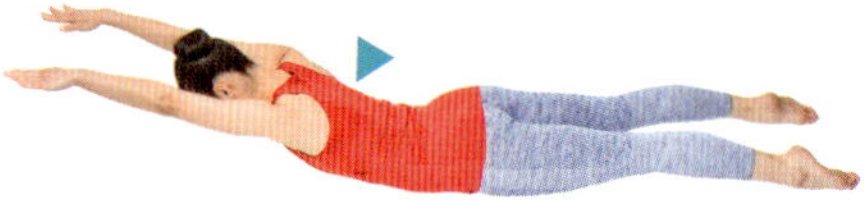

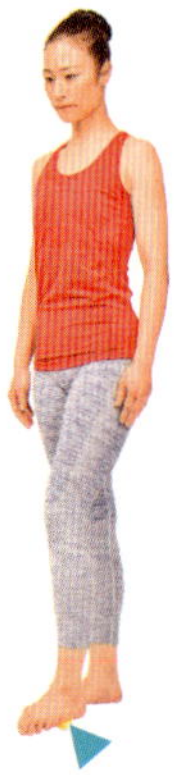

［ 足裏ゴロゴロ ］

ゴルフボールなどを利用して足裏の筋肉をしつけます。

［ 太もも伸ばし ］

壁を利用して太ももの上のほうの筋肉をしつけます。

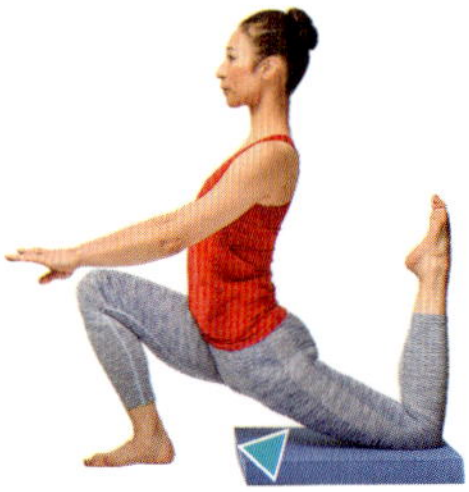

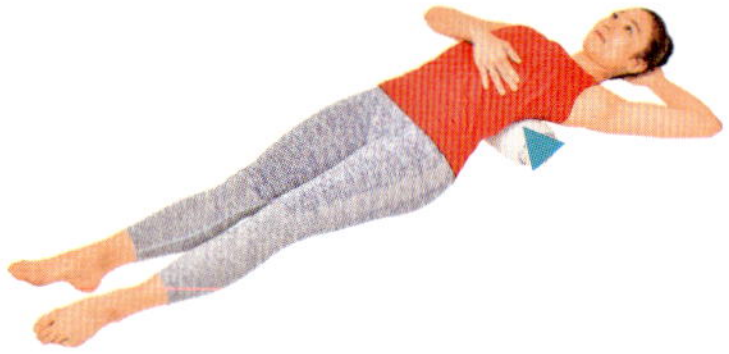

［ 肋間伸ばし ］

仰向けになって肋骨の間にある筋肉をしつけます。

プログラムB

腰の痛みを解消するストレッチ

背中と股関節まわりの筋肉を伸ばして腰の負担を軽減する

基本のストレッチ ［ 壁ペタ伸ばし ］［ 足指グーッと伸ばし ］

プラス

症状別ストレッチ

［ お尻伸ばし ］

脚を前後に開いて股関節を伸ばし
お尻の筋肉をしつけます。

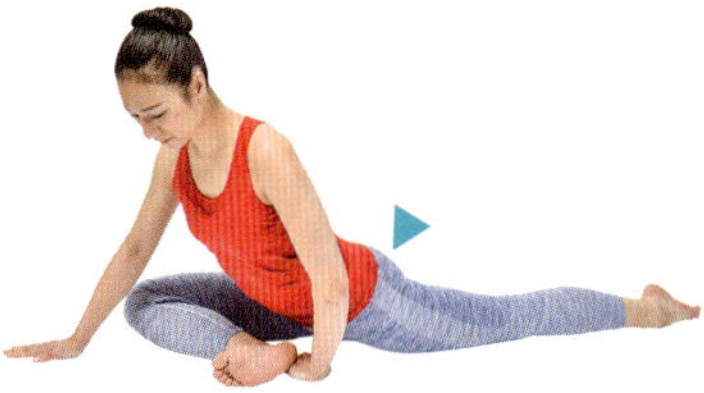

［ 背中反らし ］

うつ伏せ状態から
背中の筋肉をしつけます。

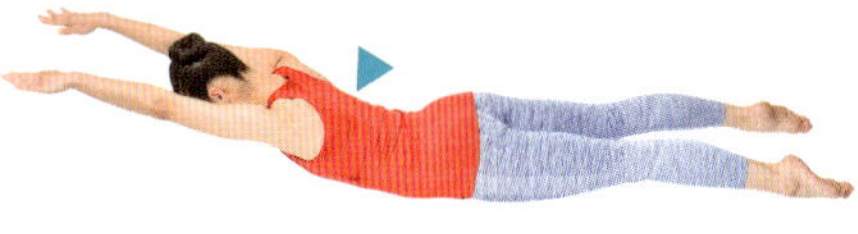

［ 太もも伸ばし ］

壁を利用して太ももの上のほうの
筋肉をしつけます。

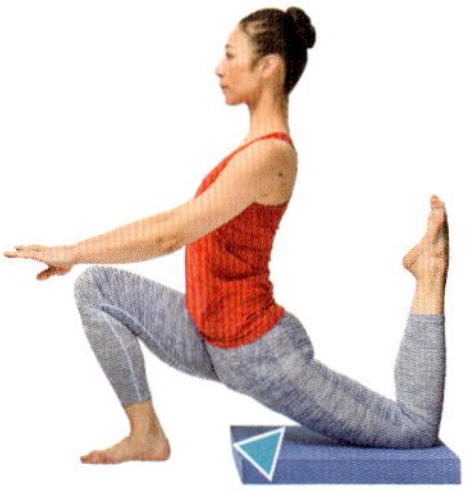

プログラムC

ひざの痛みを解消するストレッチ

太ももの上、脚の裏側の筋肉を伸ばしてひざ関節を守る

基本のストレッチ ［ 壁ペタ伸ばし ］［ 足指グーッと伸ばし ］

プラス

症状別ストレッチ

［ 脚裏三角伸ばし ］

前屈してふくらはぎから太ももの裏側までの筋肉をしつけます。

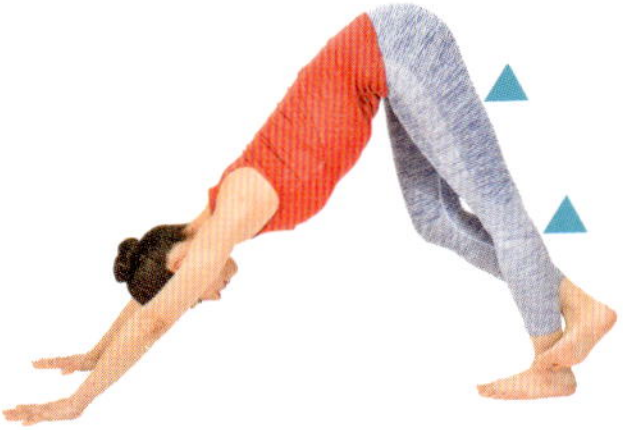

［ ふくらはぎ伸ばし ］

10センチ程度の段差を利用して
ふくらはぎの筋肉をしつけます。

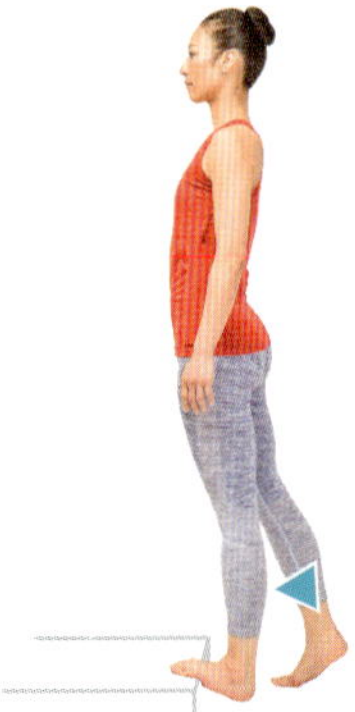

［ 太もも伸ばし ］

壁を利用して太ももの上のほうの
筋肉をしつけます。

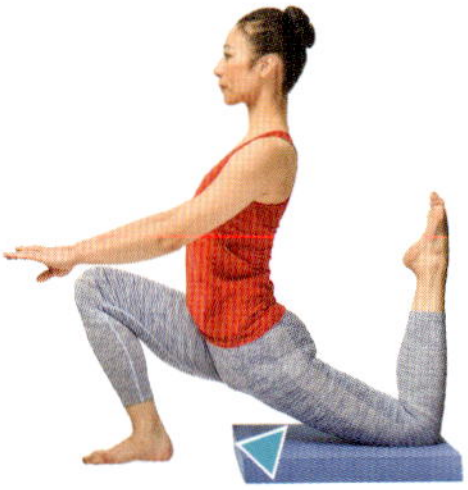

プログラムD

肩こりを解消するストレッチ

上半身の筋肉をまんべんなく伸ばして肩の筋肉の負担を減らす

基本のストレッチ ［ 壁ペタ伸ばし ］［ 足指グーッと伸ばし ］

プラス

症状別ストレッチ

［ 腹筋伸ばし ］

うつ伏せ状態から
お腹の筋肉をしつけます。

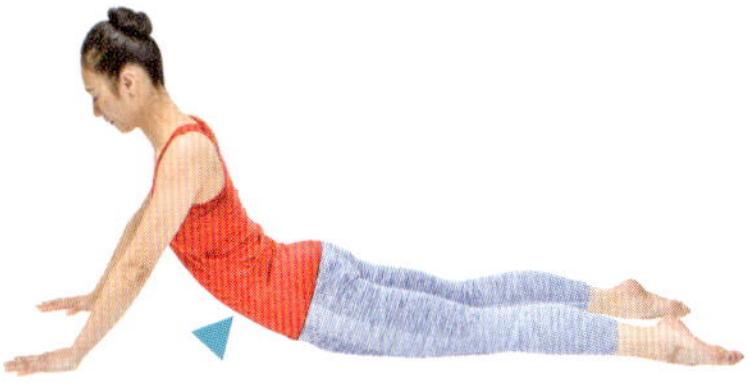

［ 肩ねじり伸ばし ］

壁を利用して胸と肩甲骨の
筋肉をしつけます。

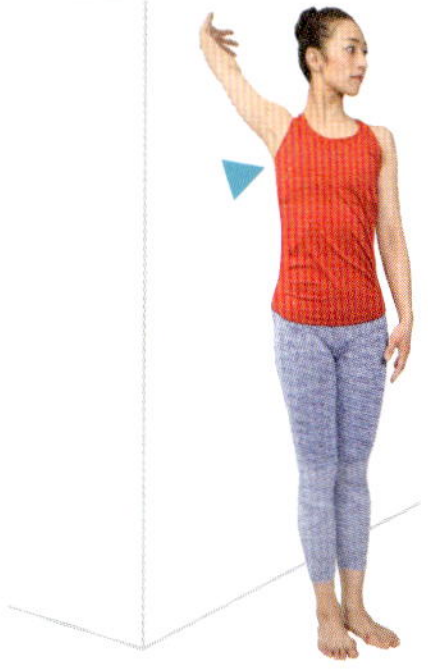

［ 背中反らし ］

うつ伏せ状態から背中の筋肉を
しつけます。

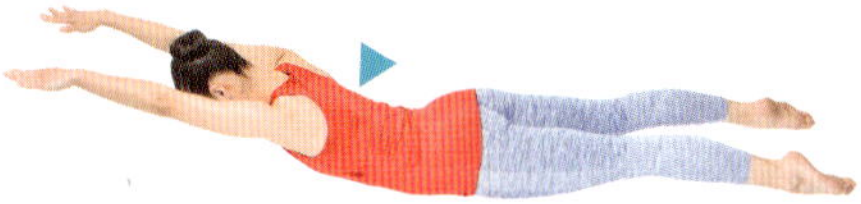

［ 肋間伸ばし ］

仰向けになって肋骨の間にある
筋肉をしつけます。

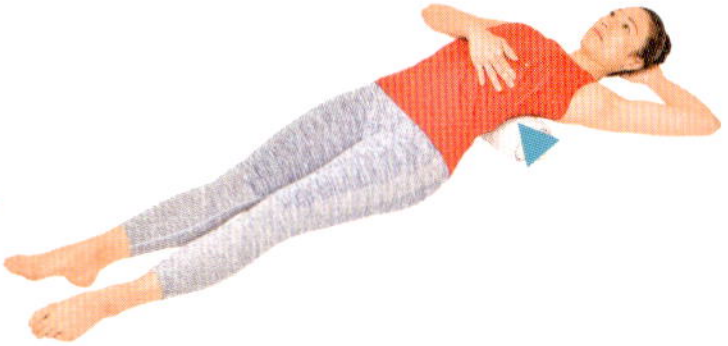

本書で紹介するストレッチは、
これまで何人ものアスリートたちを
ケガや故障から救ってきたメソッドのひとつです。
2015年のラグビーワールドカップでは、
このメソッドが「神の手」と評されたこともあります。

その大会で日本代表チームは、
1人の離脱者を出すことなく戦い終えることができたのです。
大会期間中にケガによる帰国者が1人もいなかったのは、
日本代表だけだったといいます。

優勝候補・南アフリカを破った「ブライトンの奇跡」に
少しでも貢献できていたとしたら、
トレーナー冥利《みょうり》に尽きるといっていいと思います。

私に求められているのは、
トップアスリートであれ、
一般の方であれ、
どんなケガや故障であっても、
劇的に痛みから解放してあげることです。
そのためなら時間を惜しむことはありません。

まずは、
「壁ペタ伸ばし」と「足指グーッと伸ばし」で
2つの筋肉を1分間だけ伸ばしてみてください。

それだけで、
あなたの姿勢はどんどんきれいになります。
そして、あなたの体はどんどん元気になります。

本書で紹介するメソッドが、
あなたの「神の手」になれたらうれしいですね。

アスレチックトレーナー
佐藤義人

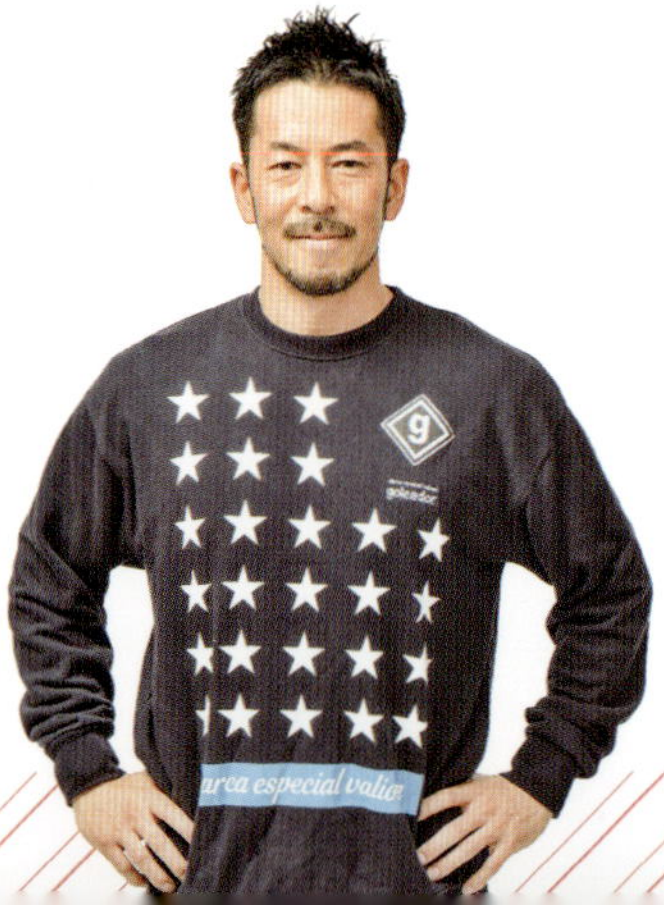

1分間だけ伸ばせばいい　目次

基本プログラム　正しい姿勢をつくるストレッチ

応用編　プログラムA　超速で姿勢を正しくつくるストレッチ

応用編　プログラムB　腰の痛みを解消するストレッチ

応用編 プログラムC ひざの痛みを解消するストレッチ

応用編 プログラムD 肩こりを解消するストレッチ

第３章

第1章
筋肉をしつけて正しい姿勢をつくる

姿勢の乱れは5、6歳からはじまっている

背中が丸まっている、腰が反《そ》っている、お腹が出ている、あごが出ている、重心がかかとになっている……。

歩いている人を見ていて、本当にきれいな姿勢に出会えることはなかなかありません。みなさんも、そう感じているのではないでしょうか。

私たちの姿勢は、実は5、6歳のころから乱れはじめます。私たちの悪い姿勢は、相当な年数をかけてつくられたものなのです。

みなさんは、幼稚園や保育園の運動会をご覧になったことがありますか？

元気に走り回っている子どもたちの背中は、**みんなピンとしていて、丸まっている**

子などいないことに気づきます。それは筋肉を正しく使えているからです。

しかし、気をつけていないと、このころから少しずつ姿勢が悪くなります。

私たちの体は、5、6歳ごろから、筋肉がどんどん成長します。とくに背中やお尻や太ももなどの筋肉は、目に見えて大きくなります。**筋肉が太く強くなると、少しくらい背中を丸めても、頭が前になっても、重心がかかと側になっても、バランスを崩すことなく体を支えられるようになります。**

そうなると、細くて弱い筋肉を総合的に使っていたころとは、違う筋肉の使い方になります。それでも日常動作に困ることはありません。

それが、姿勢が悪くなってしまう原因です。

適応力が高くなるのは良いことですが、**崩れた姿勢をそのままにしていると、その姿勢がふだんの姿勢になってしまいます。**といっても、腰やひざが痛くなったり、肩こりや首こりがひどくなったりといった具体的な体の不調があらわれないと、真剣に姿勢を矯正《きょうせい》しようとは考えないものです。それが普通だと思います。

使われない筋肉は動き方を忘れる

静止した状態なら、書籍やインターネットにある情報を参考にすると、誰でも正しい姿勢をつくることができます。それを動きのなかで維持するのが難しいのです。体を動かすと、すぐに元の悪い姿勢に戻ってしまいます。

体の不調がともなうときは、整体やカイロプラクティックなどの専門家に姿勢を矯正してもらうこともあるでしょうが、それでもしばらく経つと、やはり悪い姿勢に戻ってしまいます。

原因は、筋肉の使い方です。

筋肉には、それぞれに役割があります。歩く、走るなど動くときはもちろん、立つ、座るといった静止しているときもはたらいています。その**役割どおり筋肉を正しく使っているのが幼少のころ**（6歳くらいまで）です。大人になると正しく使わなくても体を支え、動けます。つまり、大人は間違った使い方に気づいていないのです。

筋肉の間違った使い方が習慣になっていると、姿勢を何度正しても、悪い姿勢に戻ってしまいます。

それは、**姿勢を正しても筋肉の使い方が変わらないから。使わなければいけない筋肉が動かなくなっているから**です。人間の体は合理的にできていて、不要と判断された機能はどんどん退化するようになっています。筋肉も同じです。

筋肉は収縮する（縮む）ことで力を発揮しますが、使われなくなると縮み方を忘れてしまいます。さらに、筋肉は脳からの指令を受けて動きますが、使われなくなると脳からの伝達経路が閉鎖されます。

また、使われ過ぎると、縮んだまま動けなくなることもあります。

まずは、**動かなくなっている筋肉に動き方を思い出させ、動ける状態にする**こと。

それが、正しい姿勢を取り戻すための第一歩です。

筋肉をしつけると姿勢は良くなる

私は、動かなくなっている筋肉を動けるようにすることを「筋肉をしつける」と表現しています。

動かなくなっている筋肉を動けるようにすることで骨を正しいポジションに戻してあげると、その位置をキープできるようになります。

正しい姿勢を取り戻すには「筋肉をしつける」のが先。

そのしつける作業が、本書で紹介するストレッチです。

筋力トレーニングのようなハードなものではなく、筋肉を1分間伸ばすだけ。

筋肉に「縮むこと」を思い出させるために、どうして伸ばすの？

そんな疑問を持った方がいるかもしれませんが、筋肉は対《つい》になって動くことが多いため、どちらかを伸ばせば、どちらかが縮みます。たとえば、ひざを曲げるときは、太ももの前側の筋肉は伸びますが、後ろ側の筋肉は縮みます。

つまり本書で紹介するのは、縮み方を忘れて動かなくなっている筋肉は、対になっている筋肉を伸ばすストレッチ。縮んだまま動かなくなっている筋肉は、直《じか》に伸ばしてやわらかくするストレッチなのです。

ただし、確実に筋肉を**しつけるには、約1分間のストレッチを1日に複数回行うようにしましょう。**何ごとも、新しいことを覚え込ませるには反復学習が基本ですよね。動き方を忘れているわけですから、筋肉は1から学び直すようなものです。

といっても、**1分間伸ばすだけ**。

わずかな時間で、いつでもどこでもできます。仕事や家事の合間にもできるし、極端な話、テレビのコマーシャルが流れている間にできてしまいます。

それだけで、みなさんの姿勢はどんどん良くなります。

姿勢をつくる第一の筋肉は、背中にある「多裂筋」

それでは、どの筋肉をしつけるか。

最初にしつけるのは、「多裂筋」という背中の筋肉です。

はじめて聞く名前かもしれませんが、正しい姿勢をつくるためには重要な筋肉で、**悪い姿勢の人の多裂筋はほとんど動いていません。**

正しい姿勢をつくるには、まず背中。

背すじがピンとした姿勢は、背骨を正しいポジションで維持することでつくられます。その役割を担うのが、背骨に沿って縦に張り付いている多裂筋なのです。

背骨は、上から7個の頸椎《けいつい》、12個の胸椎《きょうつい》、5個の腰椎《ようつい》、そして仙骨《せんこつ》、尾骨《びこつ》の合計26

個の椎骨《ついこつ》という骨が積み重なって構成されています。

背骨を正しいポジションで維持するためにとくに重要なのが、上から12番目にある胸椎周辺の多裂筋です。この筋肉が動かなくなると、背中を反らせなくなるし、反らせたとしてもキープできなくなります。

12番目の胸椎周辺の多裂筋が動かなくなると、体を反る動きだけでなく、体をねじったり、腕を上げたりする上半身の動きも制限されます。

それでは少し実験してみましょう。

①背中を丸めて腕を上げてください。次に背中を伸ばして腕を上げてください。

②背中を丸めて体を右側にねじってください。次に背中を伸ばして同じように体をねじってください。

腕の上がり方や体のねじれ方に違いがあるのがわかるはずです。

なかには背中を丸めたままでも腕も上がるし、体もねじれるという人がいるかもしれません。それこそ、間違った筋肉の使い方をしています。

上半身の動きをつくる背骨の主役は胸椎です。しかも、12番目はもっとも可動域《かどういき》が広い部位。逆にもっとも可動域が狭いのが腰椎です。

つまり、12番目の胸椎を動かさずに動きをつくるということは、本来動かない腰椎を無理やり動かしているということです。当然、負担がかかります。腰痛の原因はさまざまですが、悪い姿勢で多裂筋が使えなくなっているのも、ひとつの理由なのです。

姿勢をつくる第二の筋肉は、「足指の伸筋群」

正しい姿勢を取り戻すには、多裂筋に加えて、もうひとつしつける筋肉があります。
それは、足指にある「伸筋群《しんきんぐん》」です。

この名前もはじめて聞くかもしれませんが、立つ、歩くといった基本動作において重要な筋肉で、やはり姿勢の悪い人の足指の伸筋群はほとんど動いていません。

足の甲からすねにつながる伸筋群の役割は、足の指を反らすことにあります。姿勢が悪い人は、使い方が悪く、ほとんどうまく動いていません。とくに現代人は、伸筋群の使い方が悪い人が増えてきています。

理由は、裸足で生活することが少なくなったこと、そして足指全体を覆ってしまう靴が主流になったことです。みなさんのふだんの生活ではどうですか？　自宅でもスリッパを履いていることが多いのではないでしょうか。

私たちは、足指の伸筋群が動かなくなって、足指が使えなくなっているのです。足指を意識して使っている人は少ないと思います。

正しい姿勢をつくり、維持するには、足指を使えるかどうかは重要なポイントです。

悪い姿勢の特徴のひとつに、かかと重心の姿勢があります。横から見ると、バランスをとるために頭が前に出て、背中が丸くなっています。立ってスマートフォンを見たり、操作している姿勢が、まさにそれです。

崩れた姿勢を矯正するために使わなければいけないのが、足指です。

正しい姿勢のときの体の重心は、足関節より少し前になります。その位置を意識して立つとわかりますが、かかと重心の人はずいぶん重心をつま先側に移動したような気がします。**その姿勢をキープするには、足指で地面をつかむようにしないと立てません。**

足指を使ってしっかり立てるようにならないと、多裂筋を使えるようになっても、かかと重心になってしまい、ほかの筋肉を使い過ぎるようになります。そして、時間が経つとまた、悪い姿勢のときの筋肉の使い方に戻ってしまうのです。

多裂筋と足指の伸筋群。

この2つの筋肉を同時にしつける。

これが、正しい姿勢を取り戻すための最善の方法なのです。

正しく歩いて、正しい姿勢を手に入れる

悪い姿勢を続けることで動かなくなる筋肉は、多裂筋と足指の伸筋群だけではありません。第2章で詳しく話しますが、股関節まわりや脚の裏側、肋骨《ろっこつ》、お腹などの筋肉も動きが悪くなります。しかし、元をたどれば、背中を反らせなくなり、足指を使えなくなったのが原因です。

2つの筋肉と同時に、動かなくなっている筋肉をすべて動けるようにするのが理想ではあるのですが、まずは、2つの筋肉をしつけるだけで十分です。そこからはじめましょう。

そのために身につけたいのが、正しい歩き方。**2つの筋肉をしつけて正しく歩くだけで、動かなくなっているほかの筋肉も目を覚ましてくれます。**

多裂筋と足指を使った正しい歩き方

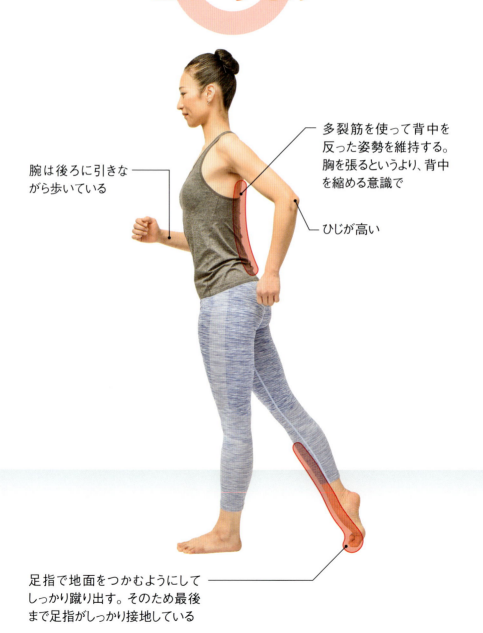

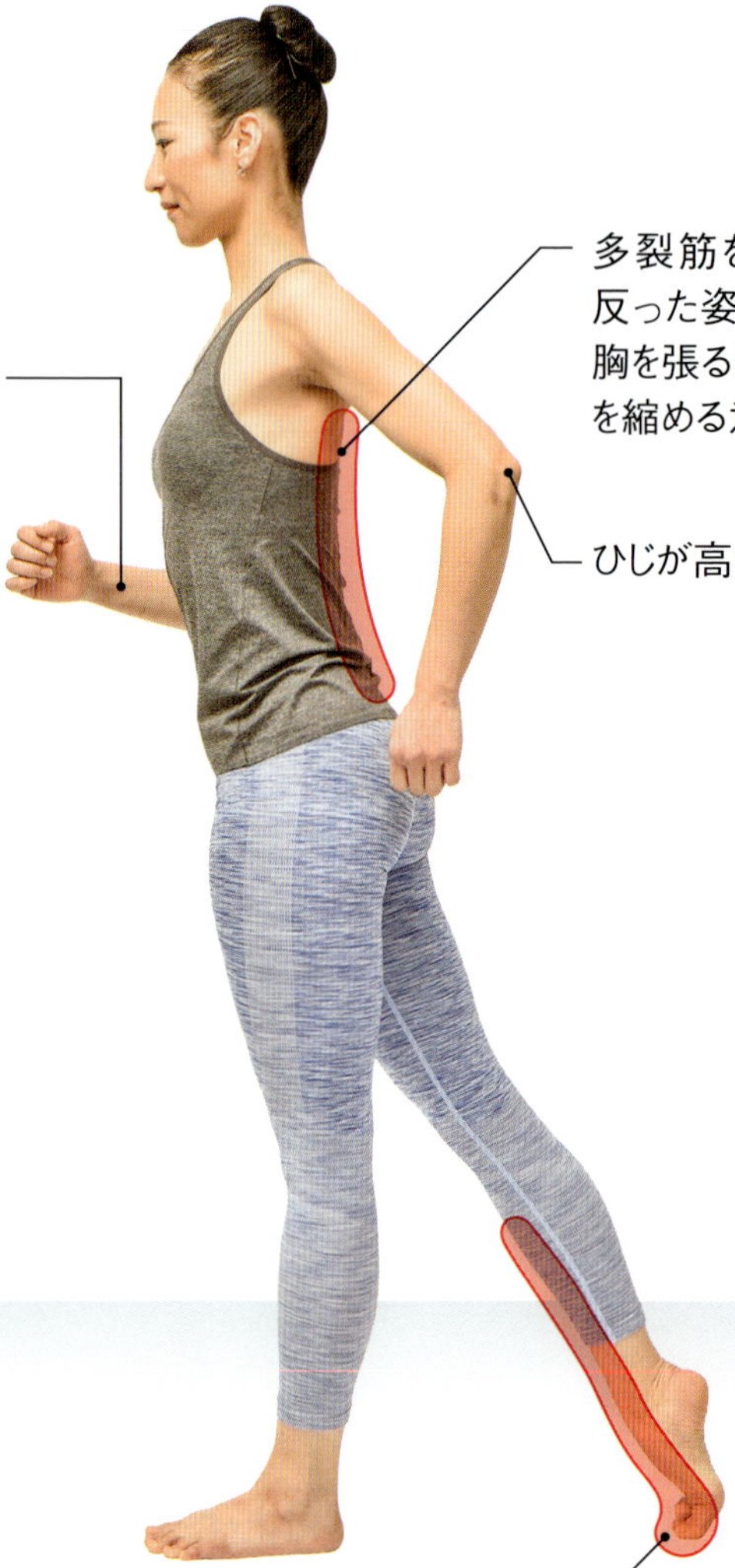
多裂筋を使って背中を反った姿勢を維持する。胸を張るというより、背中を縮める意識で
腕は後ろに引きながら歩いている
ひじが高い
足指で地面をつかむようにしてしっかり蹴り出す。そのため最後まで足指がしっかり接地している

多裂筋と足指を使えていない悪い歩き方

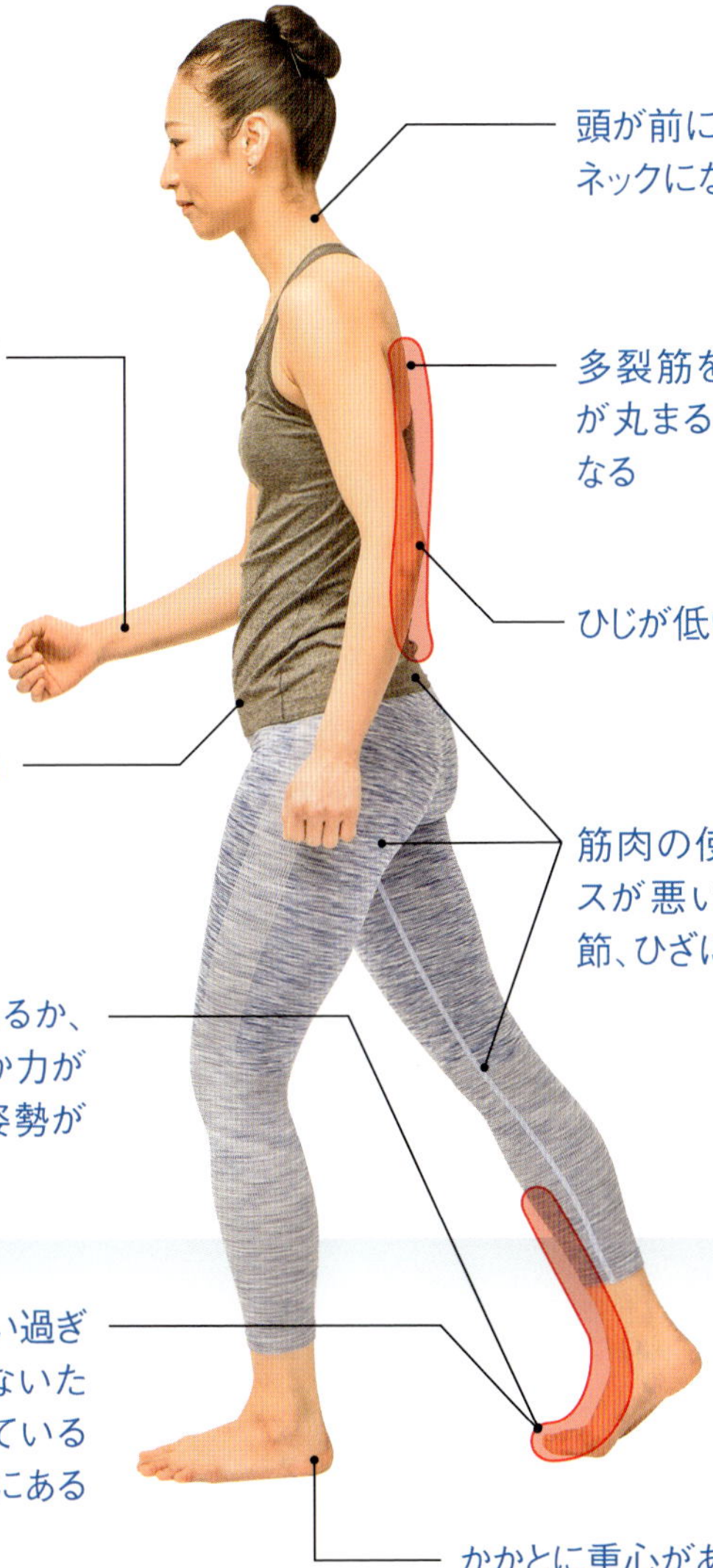
頭が前に出るとストレートネックになる
腕を前に出しながら歩いている
多裂筋を使えずに背中が丸まると、呼吸が浅くなる
ひじが低い
下腹部が前に出る
筋肉の使い方のバランスが悪いため腰、股関節、ひざに負担がかかる
足指は地面に触れるか、触れないか程度しか力が入っていないので姿勢が崩れる
足指の伸筋群を使い過ぎて足指を使えていないため、最後に接地しているのは親指の付け根にある母《ぼ》指《し》球《きゅう》部分
かかとに重心があるためふくらはぎに負担がかかる

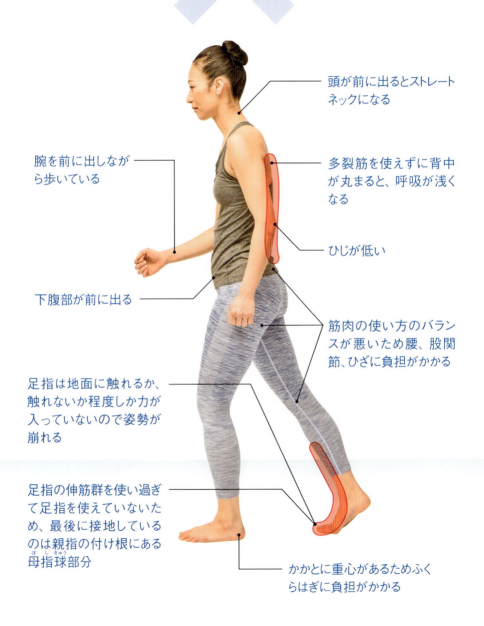

正しく歩く生活が、正しい姿勢をつくる最高のトレーニング

正しい姿勢をつくるために、骨盤《こつばん》や股関節まわりの筋肉を重点的に鍛える方法もあります。人気の体幹を鍛えるトレーニングもそのひとつです。

間違っているわけでも、効果がないわけでもありませんが、問題なのは、トレーニングしている時間よりも、普通に生活している時間が圧倒的に長いということです。だとしたら、**ふだんの生活のなかで姿勢づくりができると効率的だと思いませんか。**

まず、多裂筋と足指の伸筋群をしつけて正しく使えるようになること。そして正しく歩けるようになりましょう。正しい姿勢を取り戻すなら、それで十分です。

2つの筋肉をしつけて、正しく歩く。

これこそ、正しい姿勢を取り戻すための最高のトレーニング方法なのです。

第2章

筋肉をしつけるなら1分間だけ伸ばしなさい

体の不調にかかわる、動かなくなった上半身の筋肉

動くことができなくなり、体の不調の原因となっている、多裂筋と足指の伸筋群。

この2つの筋肉をしつければ、正しい姿勢がつくられ、体の痛みやこり、しびれなど、かなりの不調が改善されます。

悪い姿勢を続けてきたことで動かなくなっている上半身の筋肉の代表格は、多裂筋。

正しい姿勢の維持に深くかかわっている筋肉なので、**まずは多裂筋をしつけます。**

多裂筋が動きを取り戻したら、それから、他の筋肉もしつけていくとよいでしょう。

上半身には、多裂筋の他にも動かなくなり、体の不調の原因となっている筋肉があります。これらは、多裂筋と連動して動かなくなっていることが多いのです。

例えば、肋骨の間にある肋間筋《ろっかんきん》。

肋間筋をしつけると**胸椎《きょうつい》とつながる肋骨が動くようになり、多裂筋とともに背骨を**

体の不調を改善したければ
上半身のこの筋肉をしつける！

［ 正面 ］

筋肉が動かなくなると悪い姿勢が固定され、体のさまざまな部位に不調があらわれてきます

胸の筋肉

肩の全面を支える胸の前にある大胸筋

お腹の筋肉

背骨と骨盤を正しい位置で維持する、お腹の前にある腹直筋

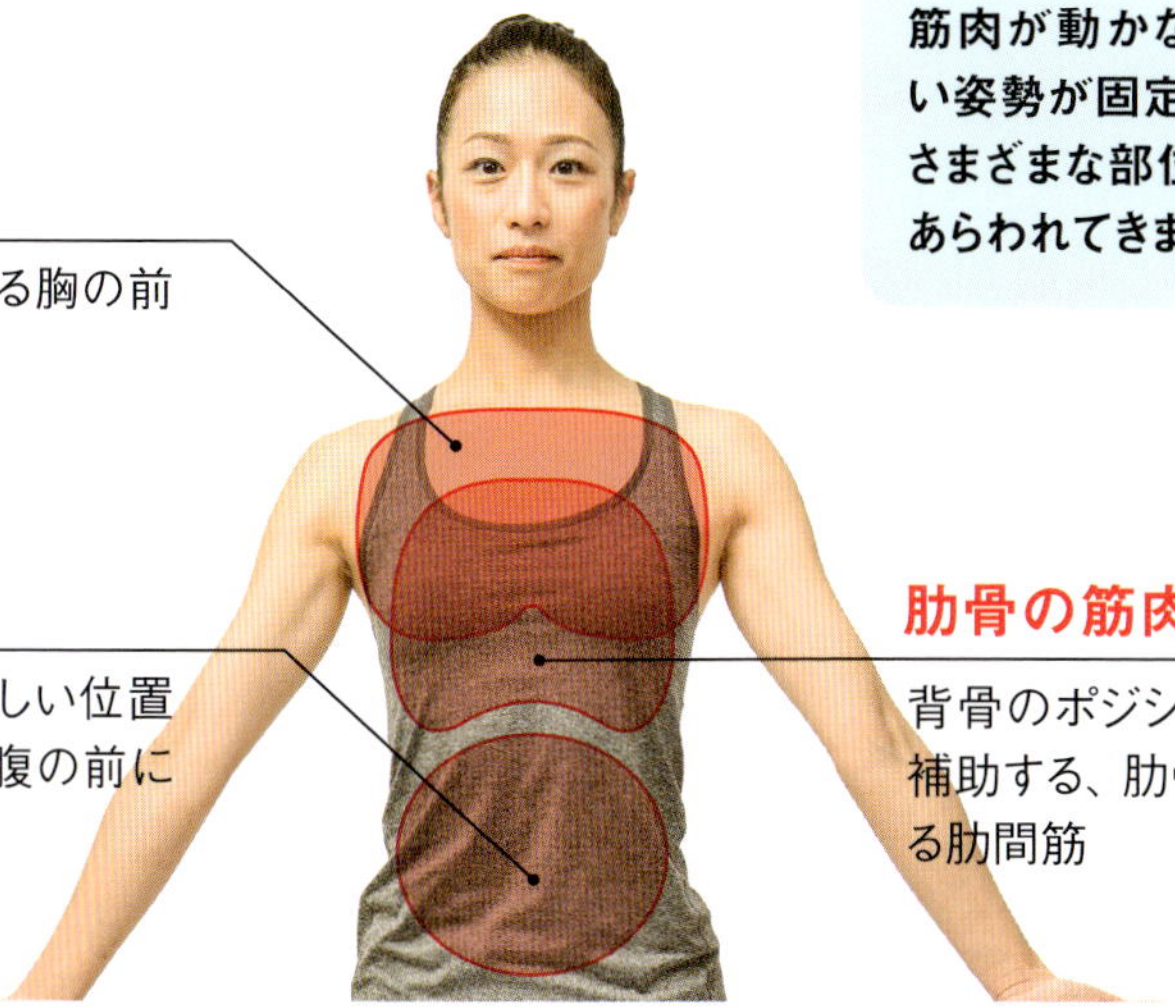

肋骨の筋肉

背骨のポジション維持を補助する、肋骨の間にある肋間筋

［ 背面 ］

肩甲骨の筋肉

肩を正しい位置で維持する、肩甲骨にある棘《きょく》下《か》筋《きん》

背中の筋肉

背骨を正しい位置で維持する、第12番胸椎周辺にある多裂筋

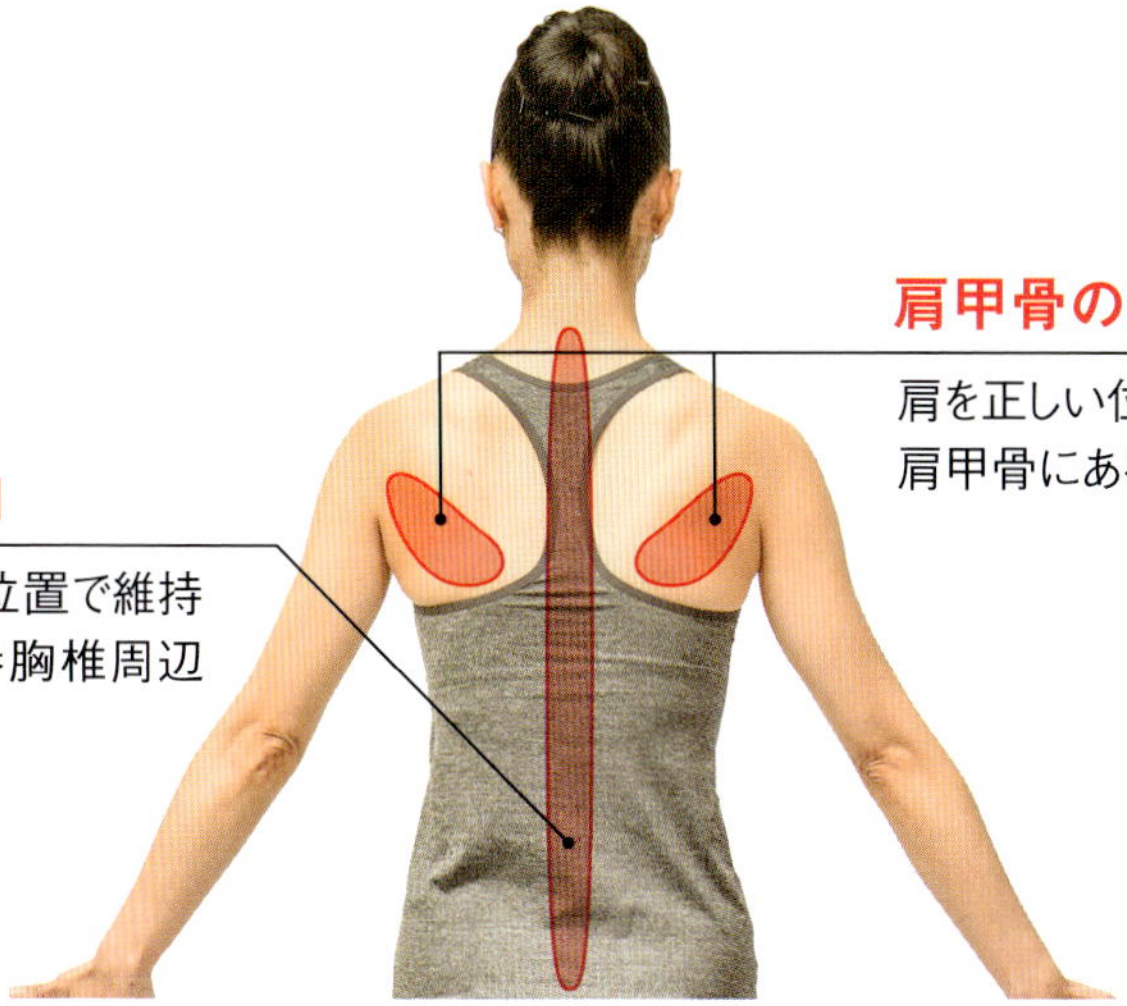

正しい位置で維持できるようになります。

背中を丸めると腕の可動域が狭くなったように、肩関節を支える胸の筋肉（大胸《だいきょう》筋《きん》）や肩甲骨《けんこうこつ》の筋肉（棘下筋《きょくかきん》）をしつけると、肩が前に入っている悪い姿勢を矯正《きょうせい》することができます。

背骨とつながる骨盤を立てた状態で維持するには、多裂筋だけでなく、反対側のお腹の筋肉（腹直筋《ふくちょくきん》）のはたらきも欠かせません。多裂筋を使えるようになったら、バランスをとるためにしつけておきたい筋肉です。

体の不調にかかわる、動かなくなった下半身の筋肉

動かなくなり、体の不調の原因となっている下半身の筋肉の代表格は、足指の伸筋

体の不調を改善したければ下半身のこの筋肉をしつける!

[正面]

筋肉が動かなくなると悪い姿勢が固定され、体のさまざまな部位に不調があらわれてきます

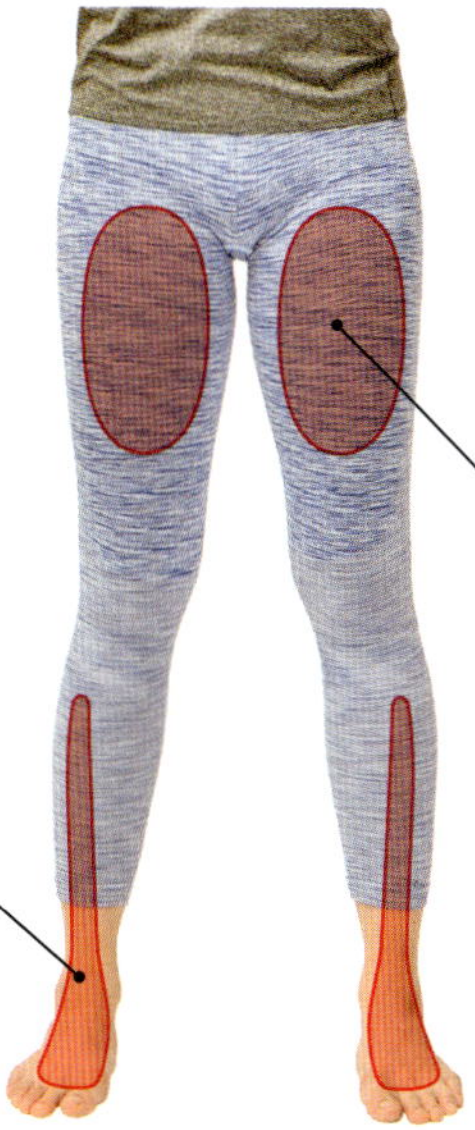

太もも上の筋肉

骨盤をの安定やひざ関節に大きくかかわる、大腿四頭筋《だいたいしとうきん》の上部の筋肉

足指の筋肉（甲側）

正しい姿勢を維持するために必要な足の甲側からすねまでつながる伸筋群

[背面]

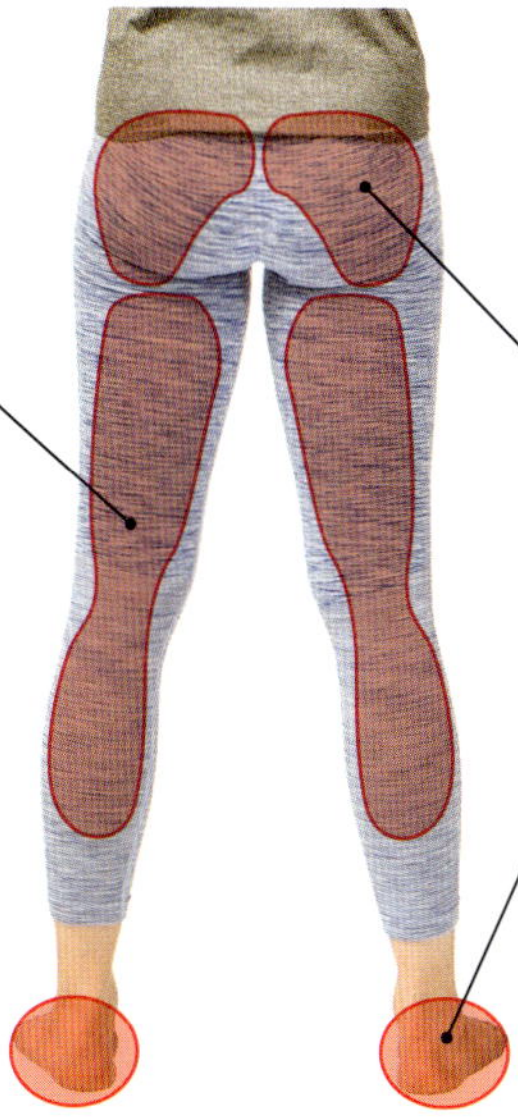

脚の裏側全体の筋肉

骨盤を正しい位置で維持する、ふくらはぎの下腿三《かたいさん》頭筋《とうきん》と太もも裏側のハムストリングス

股関節まわりの筋肉

骨盤を正しい位置で維持する、お尻にある大殿筋《だいでんきん》と中《ちゅう》殿筋《でんきん》などの殿筋群

足裏の筋肉

正しく立つためのアーチをつくる、足指の腹側、足の裏側にある屈筋群

群。上半身の多裂筋とともに優先してしつけるべき筋肉なので、**まずは足指の伸筋群のストレッチからはじめます。**

足指の伸筋群が動くようになったら、他の筋肉も一緒にしつけていくようにすると一層効果的です。

例えば、足裏の屈筋群《くっきんぐん》です。

屈筋群は、伸筋群とは逆の動き、足指を曲げるときにはたらく筋肉です。反らす動きとともに曲げる動きも良くなれば、さらに足指を使えるようになります。また、**足裏の屈筋群は、地面からの衝撃を吸収・分散して、全体重を支える土踏まずの下にあるアーチをつくる筋肉。**アーチが崩れると、姿勢が悪くなる原因になります。

崩れた姿勢になると脚の前側の筋肉ばかりを使うため、裏側の筋肉を使わなくなります。**脚裏全体の筋肉をしつけておけば、姿勢の維持がらくになります。**

さらに下半身でしつけておきたいのが、股関節を動かす太もも前の筋肉とお尻の筋肉（大殿筋《だいでんきん》と中殿筋《ちゅうでんきん》）です。**股関節の動きが悪くなると、その上にある背骨と骨盤のポジションが崩れます。**

とくに太もものの上のほうは、姿勢が悪くなると使い過ぎてすぐに硬くなります。

5つのプログラムで正しい姿勢と元気な体を取り戻す

ストレッチの最大のターゲットは、多裂筋と足指の伸筋群です。この2つの筋肉をしつけ、正しく歩く生活を続けると、正しい姿勢を取り戻すことができるので、まず基本プログラムを行ってください。

基本プログラム

「正しい姿勢をつくるストレッチ」→54ページ

基本プログラムで多裂筋と足指の伸筋群をしっかりしつけて、正しい姿勢をつくります。

姿勢の悪さがすごく気になっている人や、腰やひざの痛みやしびれ、肩こりなどに悩まされている人は、できるだけ早く姿勢を矯正したいし、少しでも早く症状をやわらげたいという方もいると思います。

そういう人たちのために、特別プログラムもつくりました。先ほど紹介した動いていない筋肉を対象にしたストレッチを組み込んだプログラムです。

プラグラムA「超速で姿勢を正しくつくるストレッチ」→64ページ

プログラムB「腰の痛みを解消するストレッチ」→78ページ

プログラムC「ひざの痛みを解消するストレッチ」→84ページ

プログラムD「肩こりを解消するストレッチ」→92ページ

プログラムAは、筋力強化を図るトレーニング要素も加味したストレッチ。動き方を思い出すだけでなく、筋肉も強くなれば、それだけ早く正しい姿勢を取り戻すことができます。ただし、基本プログラムより、少しきついメニューになります。

プログラムBは腰の痛み、プログラムCはひざの痛み、プログラムDは肩こりをやわらげる効果も期待できる、症状に合わせたプログラムです。

すべてのプログラムにおいて、多裂筋と足指の伸筋群をしつけるストレッチは必須メニューになります。正しい姿勢を取り戻すことが何よりもまず最優先。2つの筋肉をしつけるストレッチは必ず行うようにしましょう。

もちろん、プログラムで行う**すべてのストレッチメニューが、対象となる筋肉を1分間伸ばすだけ。**しっかり伸ばせば、筋肉が動き方を思い出してくれます。

メニューによっては**2人で行うタイプのストレッチも紹介しています。**1人で行うよりストレッチ効果が高くなります。夫婦で、親子で、友人などと一緒に行ってみてください。1人のときより、筋肉が縮んだり、伸びたりする感覚があるはずです。

また、**運動習慣がない人や体がガチガチに硬くなっている人のために、ラクにできる方法も紹介しています。**自分の体と相談しながら行ってください。

まずは基本プログラムからはじめてください。体が変わっていく感覚を実感しながら、毎日の習慣に取り入れていくようにしましょう。

※痛みなどがある場合は決して無理をしないでください。

基本プログラム　正しい姿勢をつくるストレッチ

多裂筋と足指の伸筋群をしつける

基本プログラムは、これまで何度も話してきた多裂筋と足指の伸筋群をそれぞれにしつけるストレッチです。これだけで体がよみがえり不調が改善します。

多裂筋をしつけるのが、「壁ペタ伸ばし」

足指の伸筋群をしつけるのが、「足指グーッと伸ばし」

「壁ペタ伸ばし」で気をつけるのは、背中（多裂筋）を縮める意識で1分間伸ばすことです。もしかすると、スタートポジションからほとんど筋肉を縮められない人もいるかもしれません。でも安心してください。すぐに縮められるようになります。

「足指グーッと伸ばし」は、足の甲からすねまでしっかり伸びているかどうかがポイント。ゆっくりでいいので、意識しながら行うようにしましょう。

基本プログラム

正しい姿勢をつくるストレッチ

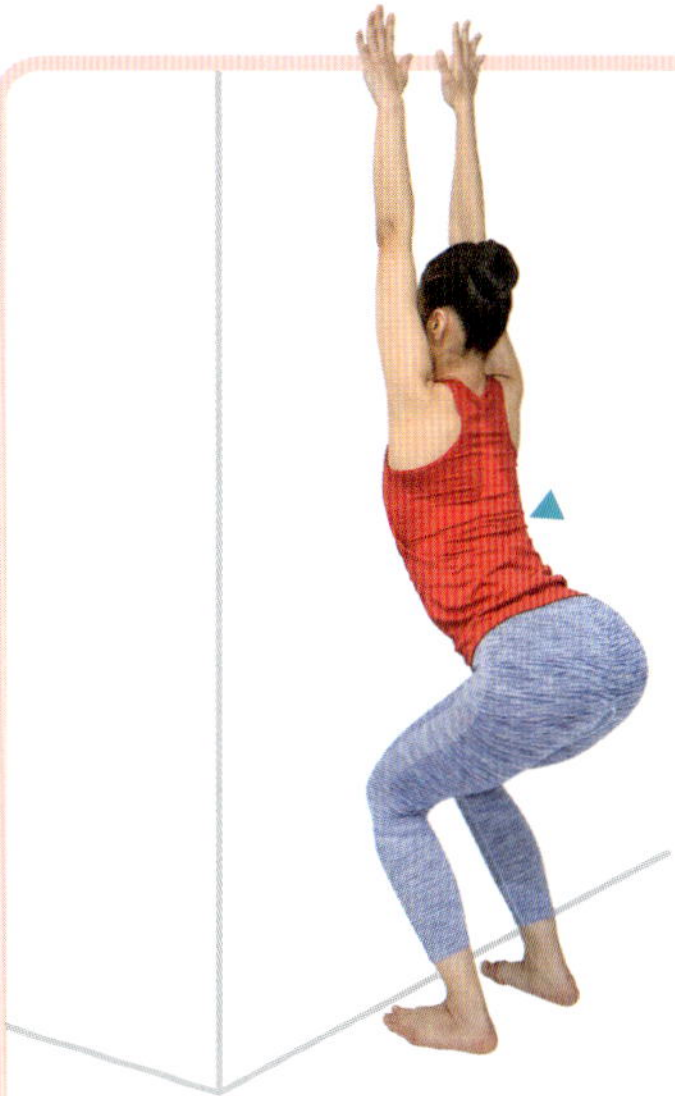

多裂筋に効く
［壁ペタ伸ばし］

両腕を伸ばして壁に向かって立ち、
壁から胸が離れないようにしながら、
背中を縮める意識で
ゆっくり腰を落とします。

1人ストレッチ P-56
2人ストレッチ P-58

足指の伸筋群に効く
［足指グーっと伸ばし ］

マットやクッションなどの
やわらかいものの上で、
足指を付け根からグーっと曲げて
軽く押し込みます。

1人ストレッチ P-60
2人ストレッチ P-62

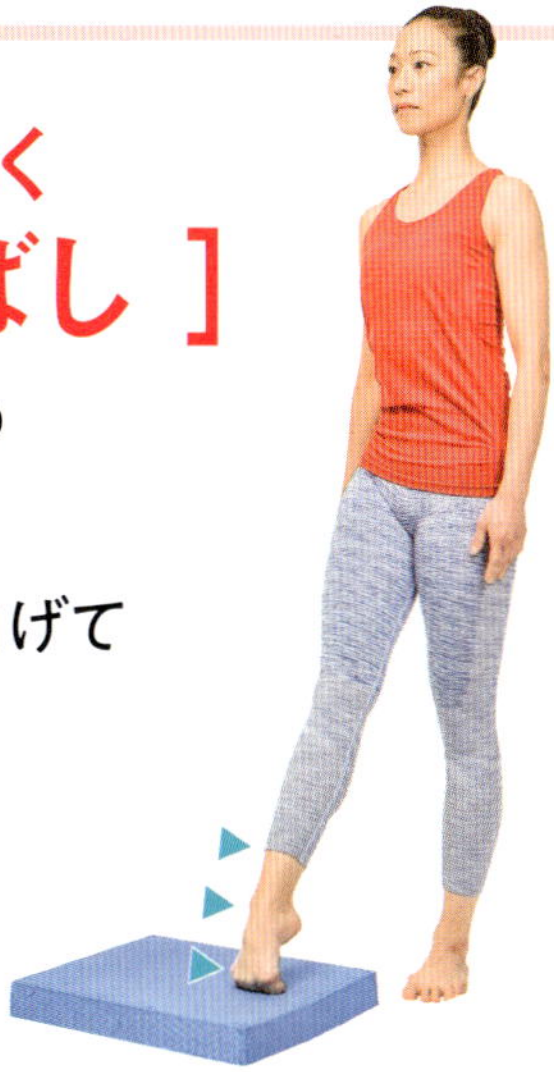

Basic program

基本プログラム

あらゆる不調に

壁ペタ伸ばし

胸をぐいっと伸ばし、多裂筋を縮めて背中を反らす動きをしつけます。

1 腕を上に伸ばし、壁に向かって立つ

足を肩幅に開いて壁を向いて立ち、両腕を真上に伸ばして手のひらを壁につけます。

きついときは？

足先を壁から少し離すとストレッチがラクになります。ただし、離れても5～10センチ程度。それ以上離れると効果がなくなります。

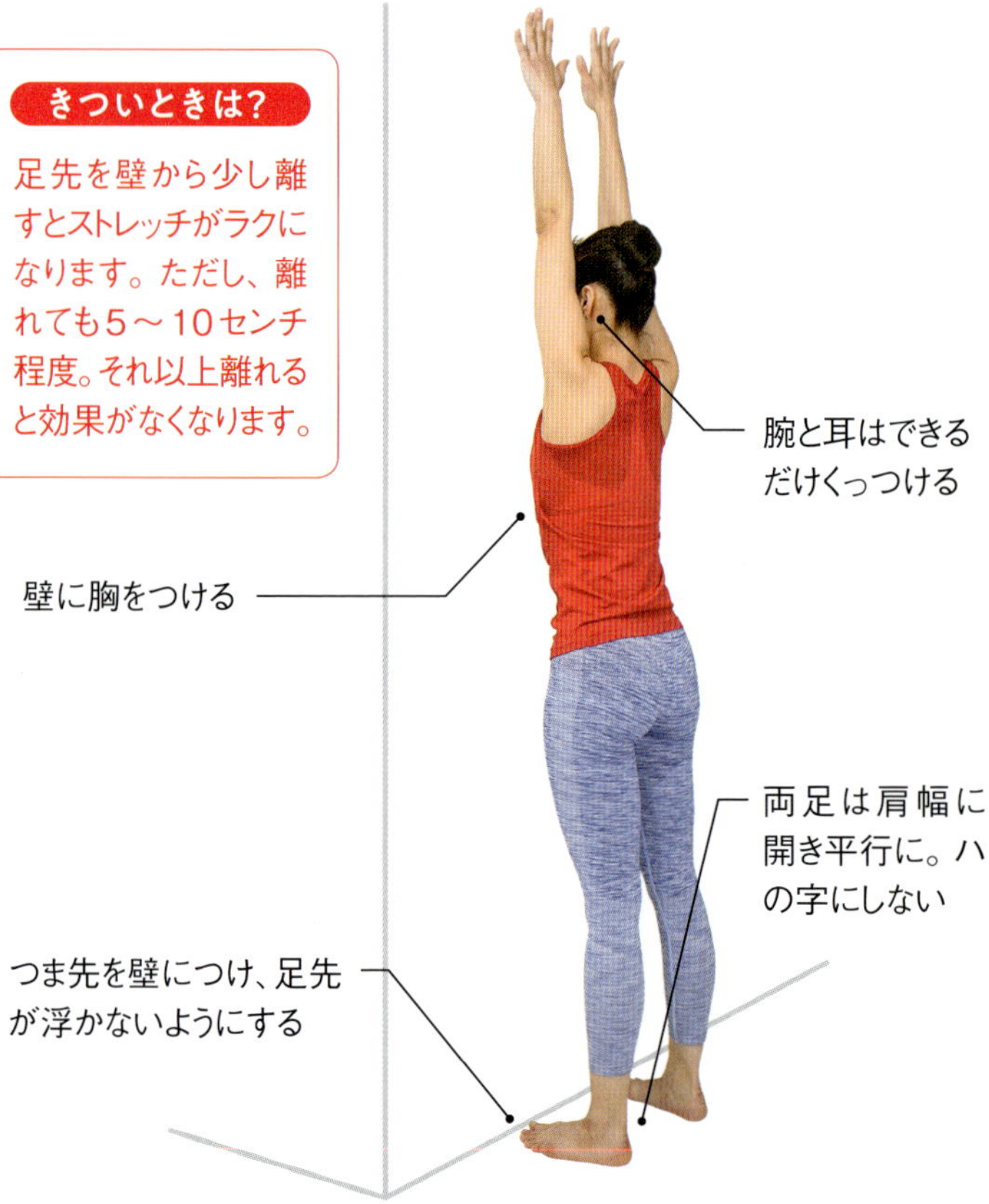

腕と耳はできるだけくっつける
壁に胸をつける
両足は肩幅に開き平行に。ハの字にしない
つま先を壁につけ、足先が浮かないようにする

肩が痛いときは？

両腕を60°くらいＹの字に開くとストレッチがラクになります。

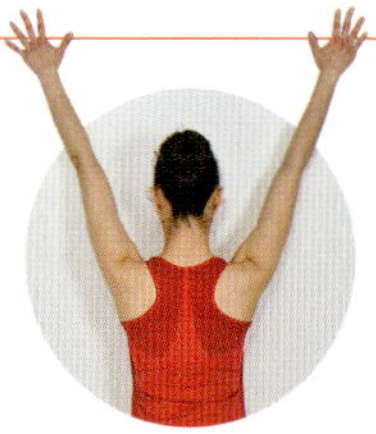

2 壁から胸を離さずぐっと腰を落とす

手のひら、胸を壁から離さず、息を吐きながらゆっくり腰を落としていきます。限界まで下げたら、ゆっくり元の姿勢に戻します。10回繰り返しましょう。

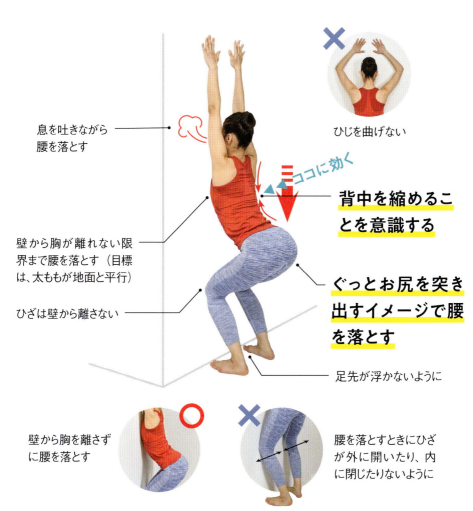

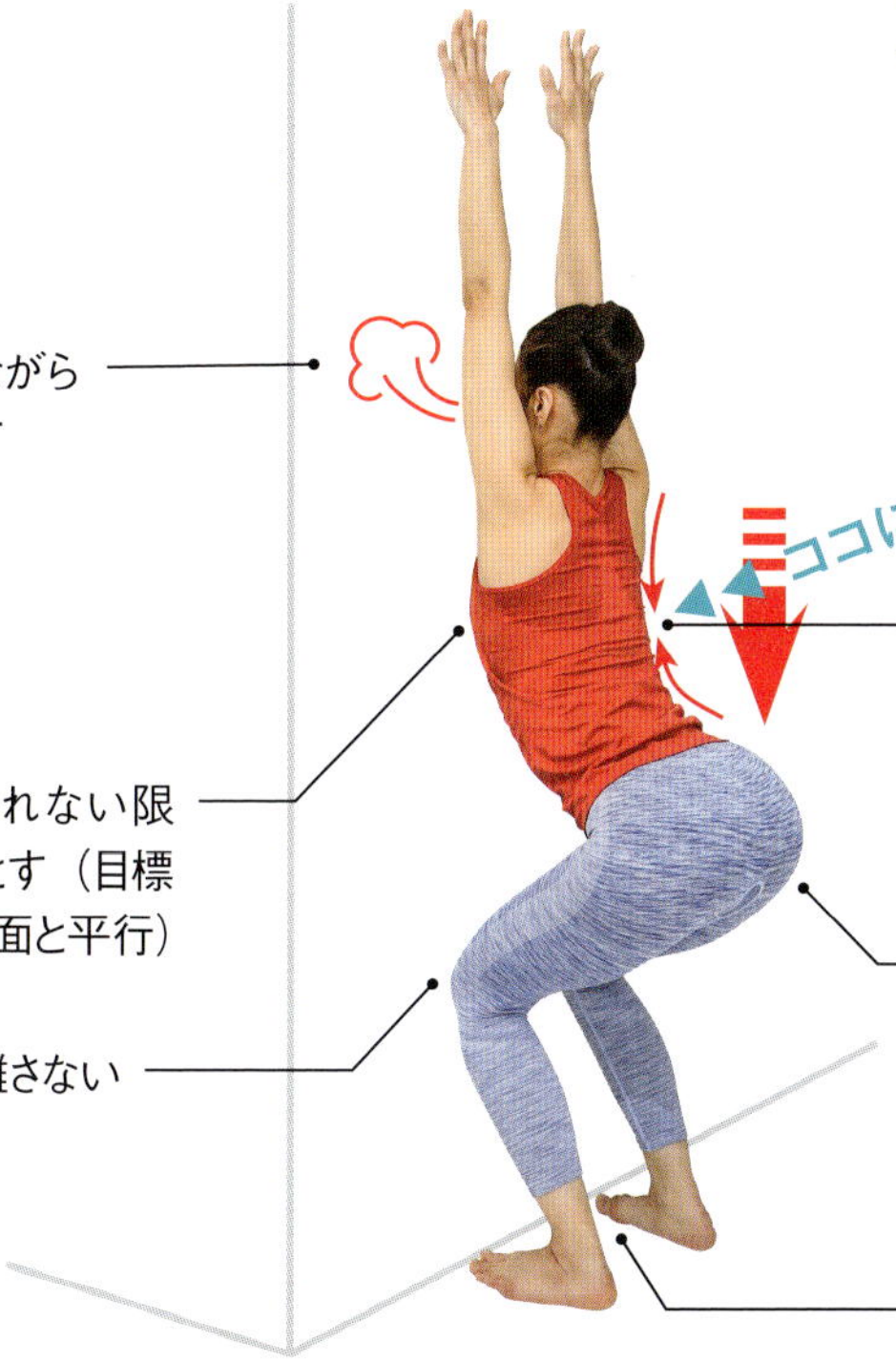

息を吐きながら
腰を落とす
ココに効く
背中を縮めることを意識する
壁から胸が離れない限界まで腰を落とす（目標は、太ももが地面と平行）
ぐっとお尻を突き出すイメージで腰を落とす
ひざは壁から離さない
足先が浮かないように

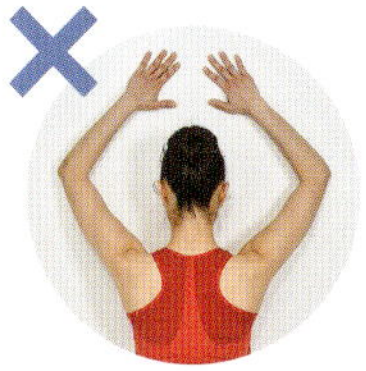

×
ひじを曲げない

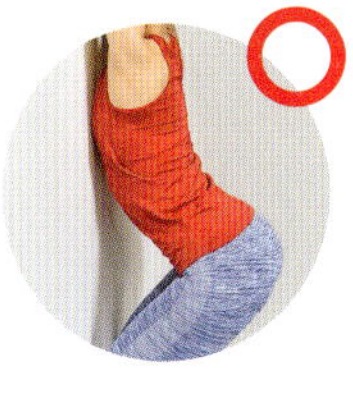

○
壁から胸を離さずに腰を落とす

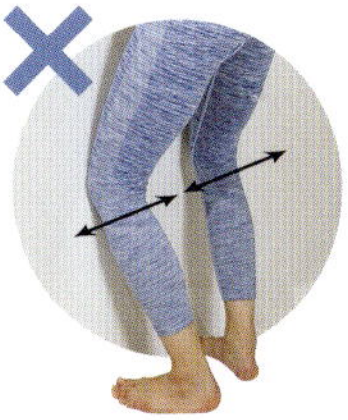

×
腰を落とすときにひざが外に開いたり、内に閉じたりないように

※痛みなどがある場合は決して無理をしないでください。

5秒10回 ×1セット

※慣れてきたら3セット

Basic program

基本プログラム

あらゆる不調に

2人で

壁ペタ伸ばし

パートナーに補助してもらいながら、背中の筋肉（多裂筋）を縮めて、背中を反らす動きをしつけます。

1 腕を上に伸ばし、壁に向かって立つ

足を肩幅に開いて壁を向いて立ち、両腕を真上に伸ばして手のひらを壁につけます。

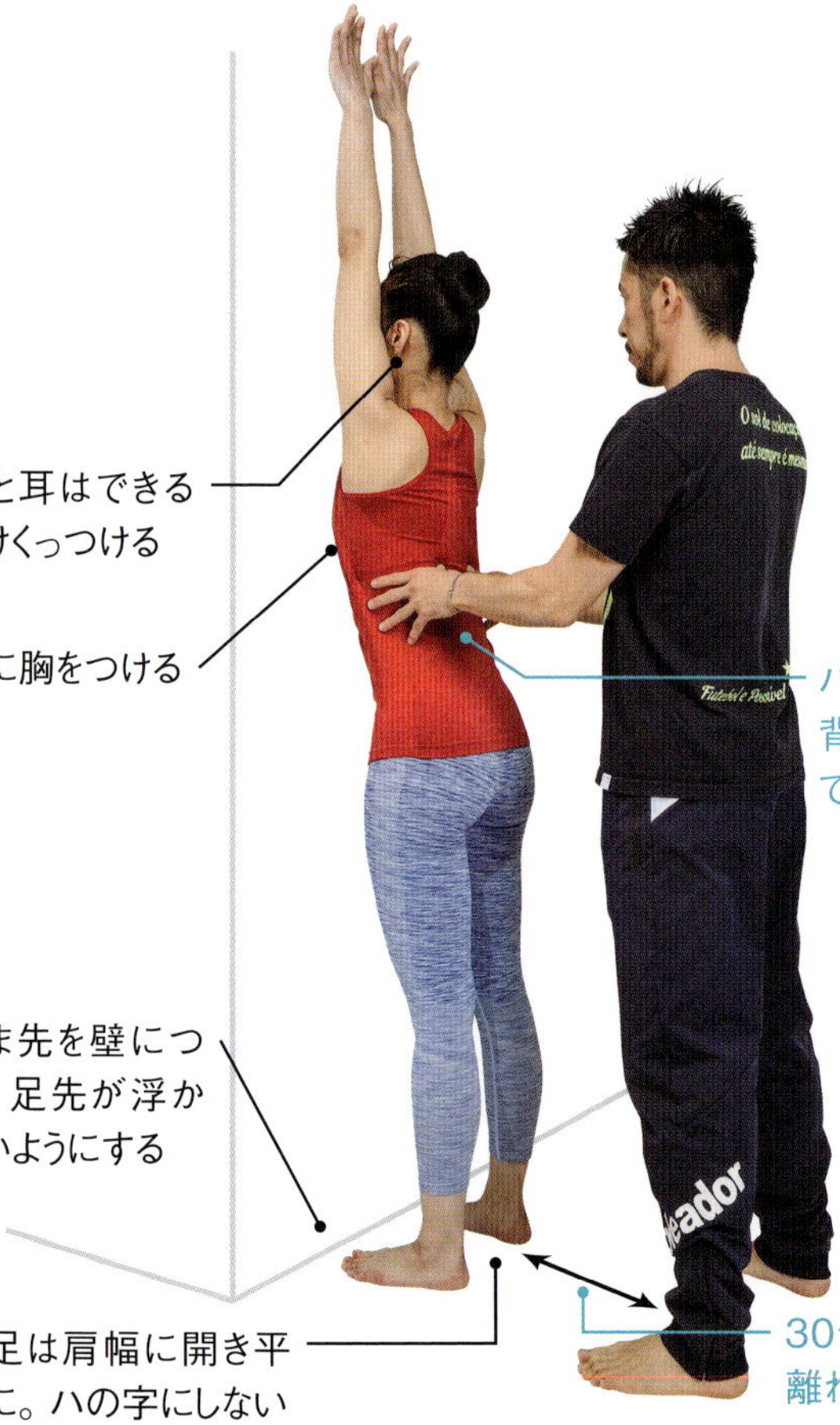

腕と耳はできるだけくっつける
壁に胸をつける
パートナーは背中を両手で軽く支える
つま先を壁につけ、足先が浮かないようにする
両足は肩幅に開き平行に。ハの字にしない
30センチ程度離れて立つ

パートナーの手の位置は？

第12番胸椎の左右を両手で軽く押さえ、動作中も強く押さないこと。腰を押さえないようにしましょう。

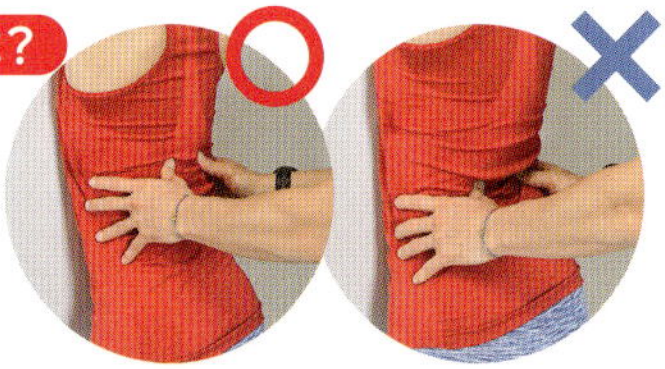

○
×

2 壁から胸を離さず腰を落とす

手のひら、胸を壁から離さず、息を吐きながらゆっくり腰を落としていきます。限界まで下げたら、ゆっくり元の姿勢に戻します。10回繰り返しましょう。

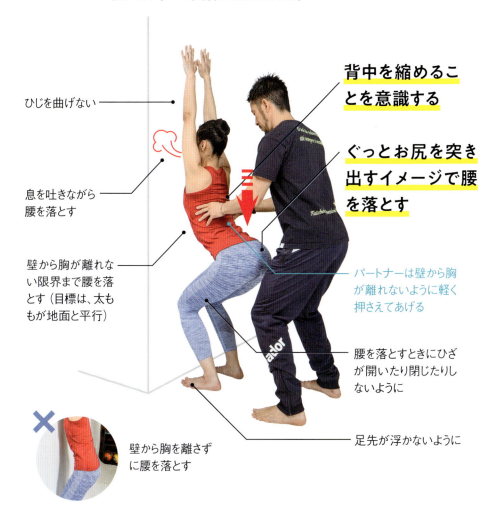

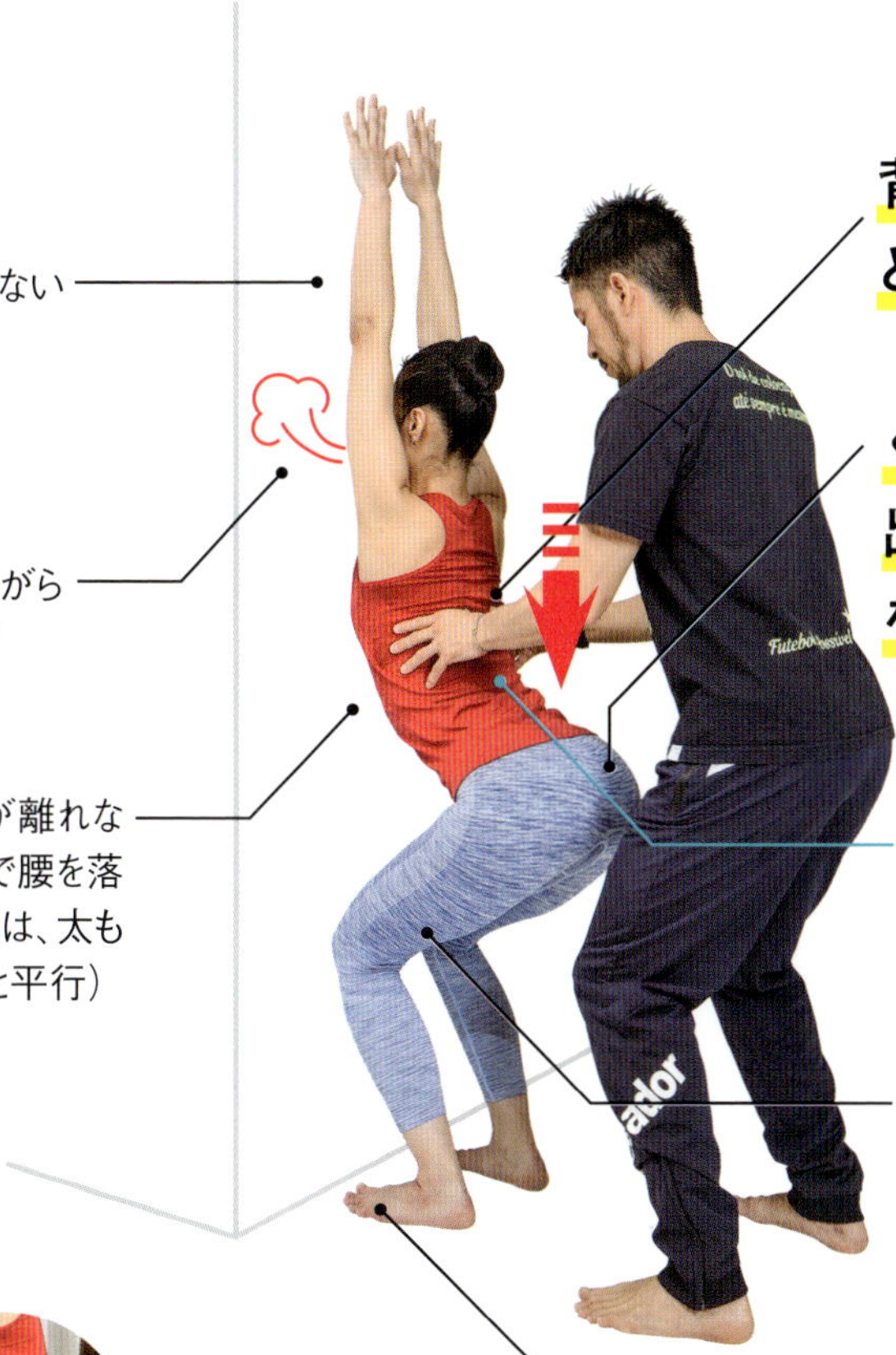

ひじを曲げない
息を吐きながら腰を落とす
壁から胸が離れない限界まで腰を落とす（目標は、太ももが地面と平行）
背中を縮めることを意識する
ぐっとお尻を突き出すイメージで腰を落とす
パートナーは壁から胸が離れないように軽く押さえてあげる
腰を落とすときにひざが開いたり閉じたりしないように
足先が浮かないように

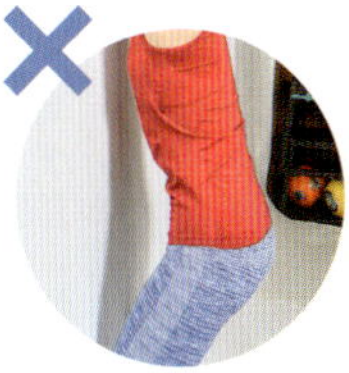

×

壁から胸を離さずに腰を落とす

※痛みなどがある場合は決して無理をしないでください。

5秒10回×1セット ※慣れてきたら3セット

Basic program
基本プログラム

あらゆる不調に

足指グーッと伸ばし

足の甲からすねまでつながる筋肉を伸ばして、足指が使える状態にしつけます。

1 片方の足指を曲げてマットに立てる

片方の脚を、マットやバスタオル、座布団などの上に足指を曲げて立てます。

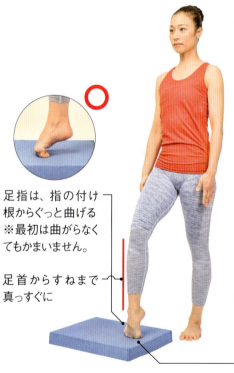

○

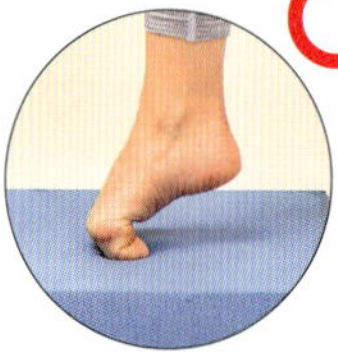

足指は、指の付け根からぐっと曲げる
※最初は曲がらなくてもかまいません。

足首からすねまで真っすぐに

×

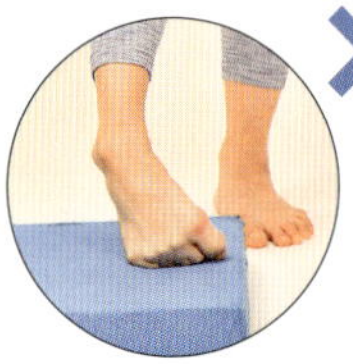

小指側に足首が曲がらないように

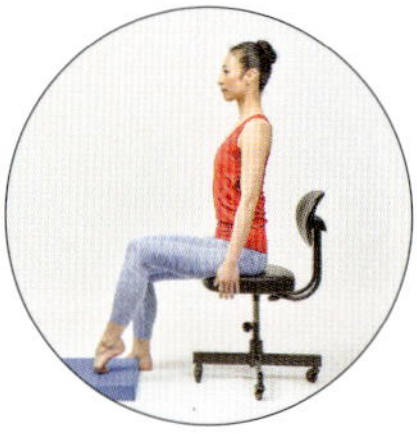

きついときは?

イスに座り、マットなどの上に足指を曲げて立て、足首からすねまで真っすぐ伸ばして10秒キープ（ひざを伸ばす必要はありません）。3〜5回、左右行います。

2 すねを伸ばしながら足指を軽く押し込んで10秒キープ

ゆっくりひざを伸ばしながら、床に向かって軽く押し込んで10秒キープします。3～5回繰り返したら、もう片方の脚も同じように行いましょう。最初のうちは少しきついので3回からはじめ徐々に回数を増やしましょう。

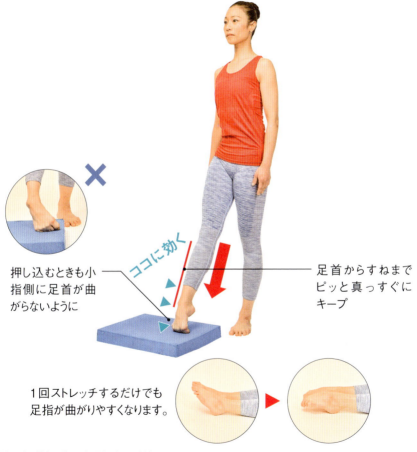

1回ストレッチするだけでも足指が曲がりやすくなります。

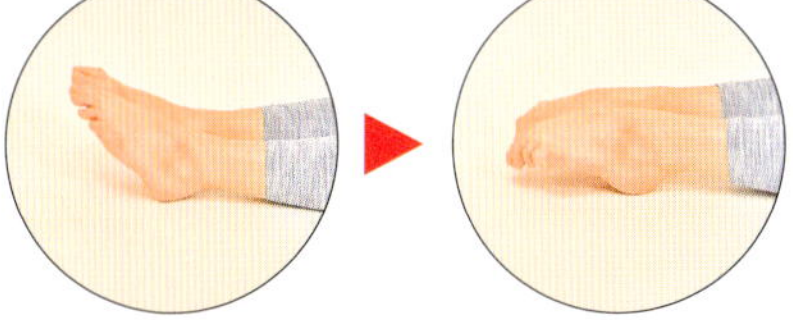

※痛みなどがある場合は決して無理をしないでください。

左右10秒×3回 ※慣れてきたら5回

あらゆる不調に

Basic program
基本プログラム

2人で

足指グーッと伸ばし

パートナーに足の甲からすねまでつながる筋肉を伸ばしもらい、足指が使える状態にしつけます。

1 片方の脚のすねを伸ばして足指をつかむ（パートナー）

両脚を伸ばして座ります。パートナーは片方の足首からすねを真っすぐにして足の指先を手でつかみます。

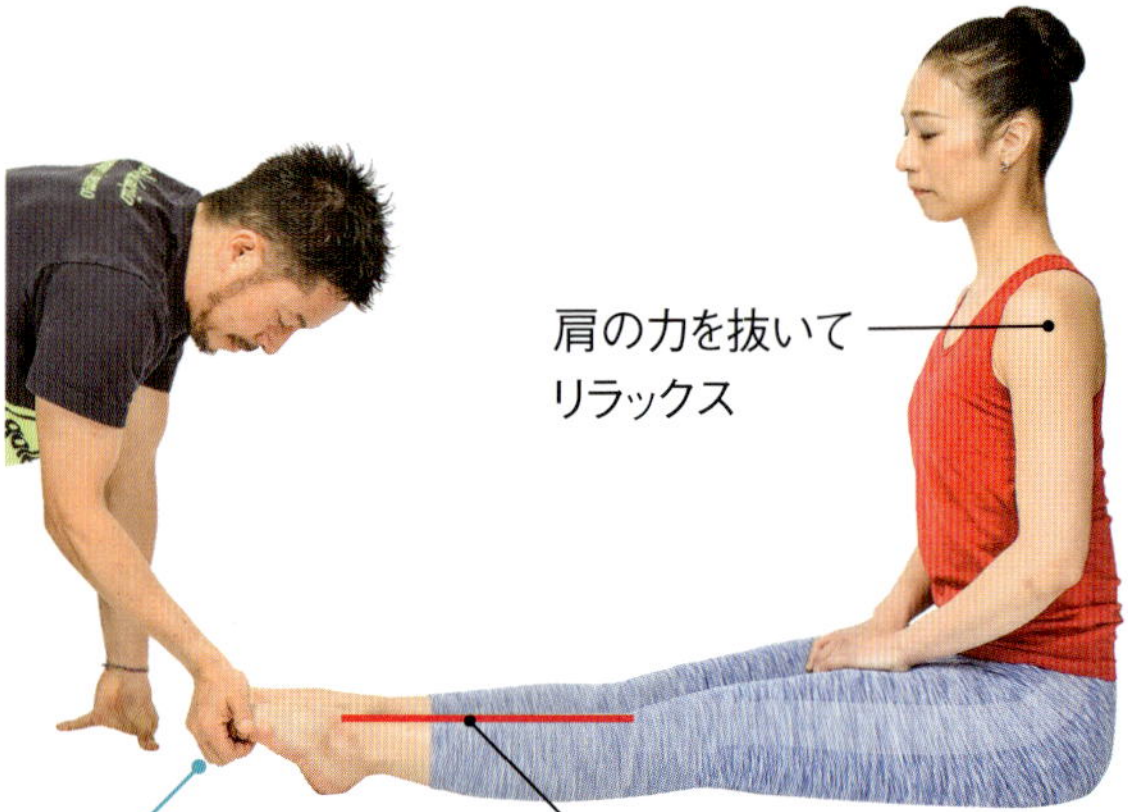

肩の力を抜いて
リラックス
足指すべてを手のひらで
つつみこむようにつかむ
足首からすねを
真っすぐにする

足指のつかみ方は?

パートナーは❶手の親指以外の指を足の裏側にあて、❷足指全体を持つようにつかみます。

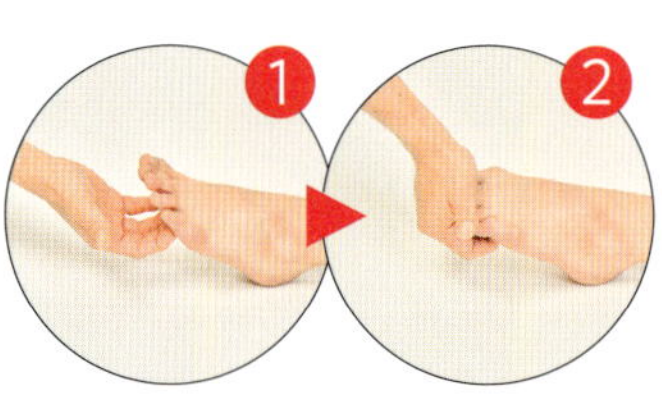

1
2

2 足指を曲げる（パートナー）

パートナーは、足首とすねを真っすぐにしたまま、足指をゆっくり曲げて10秒キープします。3～5回繰り返したら、もう片方の足も同じように行います。最初のうちは、少しきついので、3回からはじめ徐々に回数を増やしましょう。

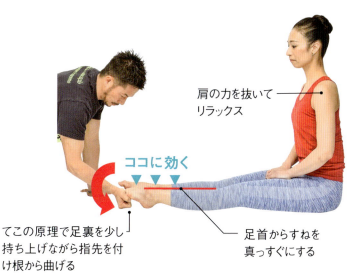

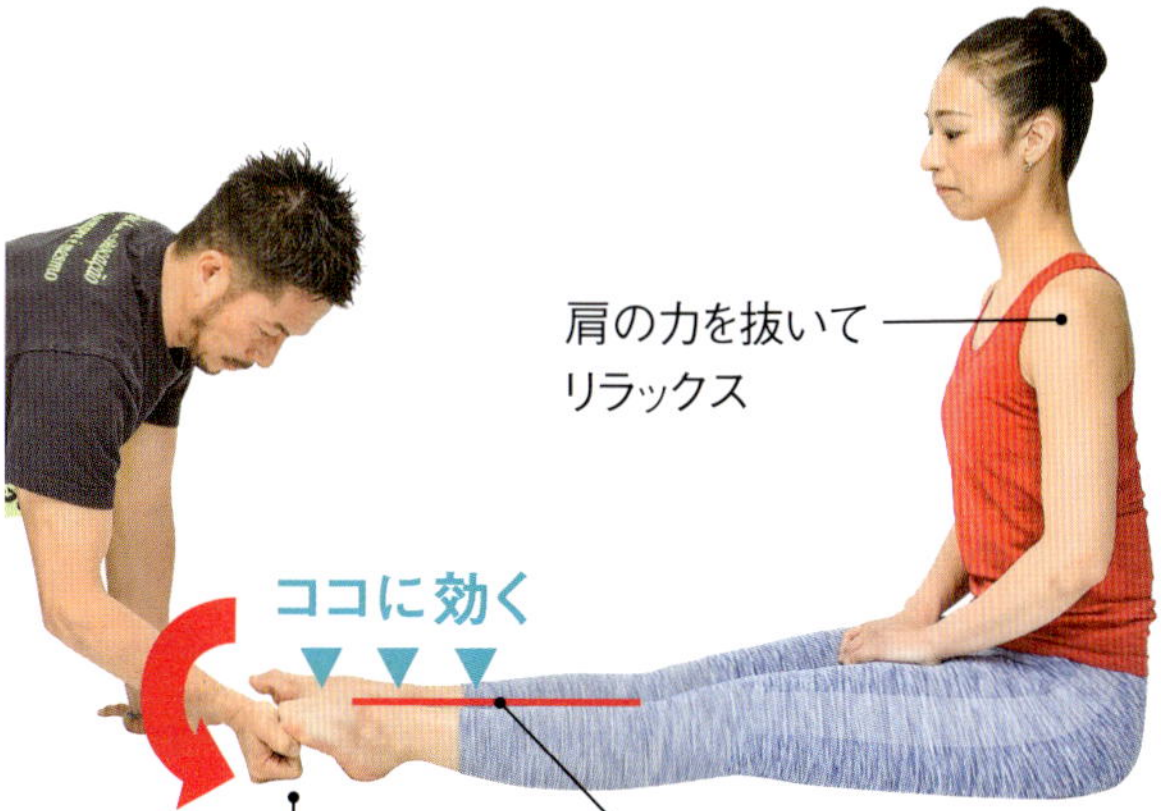
肩の力を抜いて
リラックス
ココに効く
てこの原理で足裏を少し持ち上げながら指先を付け根から曲げる
足首からすねを真っすぐにする

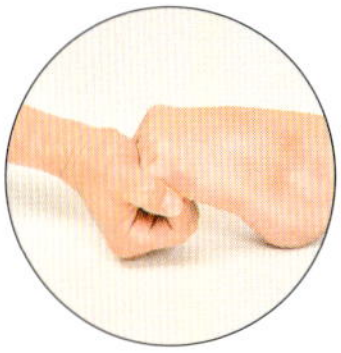

もっと効かせるには？

10秒キープのときに前屈を同時に行うと、さらに足指からすねがストレッチされます。

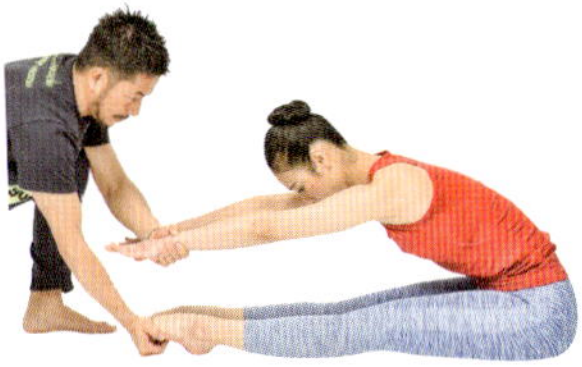

※痛みなどがある場合は決して無理をしないでください。

左右10秒×3回 ※慣れてきたら5回

応用編

プログラムA
超速で姿勢を正しくつくるストレッチ

超短期間で正しい姿勢をつくる

プログラムAは、正しい姿勢をできるだけ早く取り戻したい人のためのプログラムです。基本プログラムの2種類に加えて、4種類のストレッチを行います。

・トレーニング要素を加味して多裂筋をしつける、「背中反らし」
・太もも前側の上部をしつける、「太もも伸ばし」
・多裂筋の動きを補強する肋間筋をしつける、「肋間伸ばし」
・足指をさらに使えるように足裏の筋肉をしつける、「足裏ゴロゴロ」

短期間で姿勢を良くするには、**筋肉に動き方を思い出させるだけでなく、鍛えることも必要になってくるため、少しきついプログラムになります。**正しい姿勢を取り戻せたら、基本プログラムのみに移行してかまいません。

プログラムA

超速で姿勢を正しくつくるストレッチ

超短期間で正しい姿勢を取り戻す

基本のストレッチ ［ 壁ペタ伸ばし ］［ 足指グーッと伸ばし ］

＋ プラス

症状別ストレッチ

［ 背中反らし ］

うつ伏せ状態から背中の筋肉をしつけます。

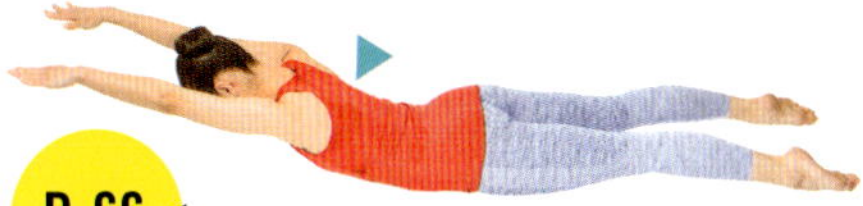

P-66へ

［ 太もも伸ばし ］

壁を利用して太ももの上のほうの筋肉をしつけます。

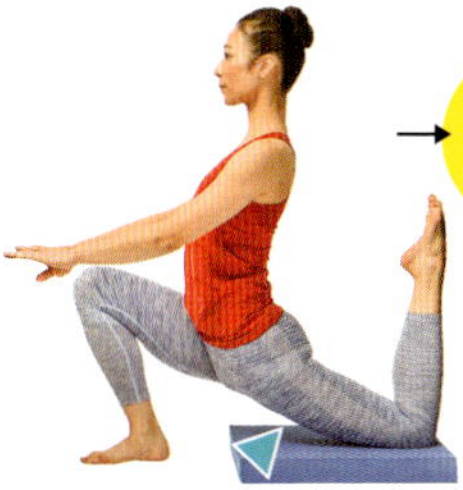

P-70へ

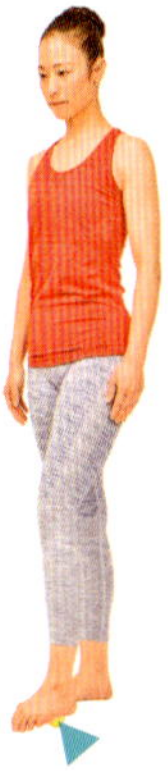

P-76へ

［ 足裏ゴロゴロ ］

ゴルフボールなどを利用して足裏の筋肉をしつけます。

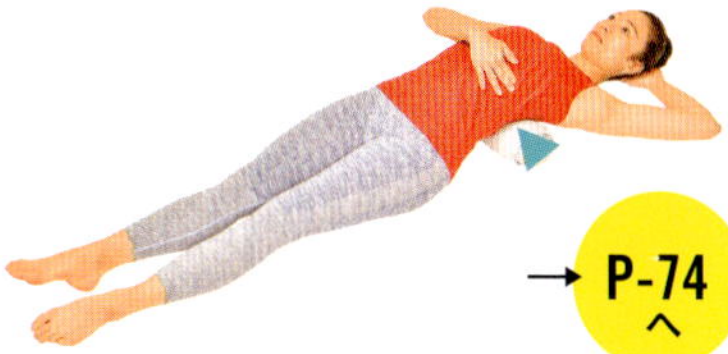

P-74へ

［ 肋間伸ばし ］

仰向けになって肋骨の間にある筋肉をしつけます。

Program ABD
プログラム A/B/D

背中反らし

背中の筋肉（多裂筋）を縮めて、背中を反らす動きをしつけるトレーニングです。

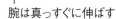

1 腕を伸ばしてうつ伏せに寝る

うつ伏せに寝て、両腕を真っすぐ上に伸ばします。

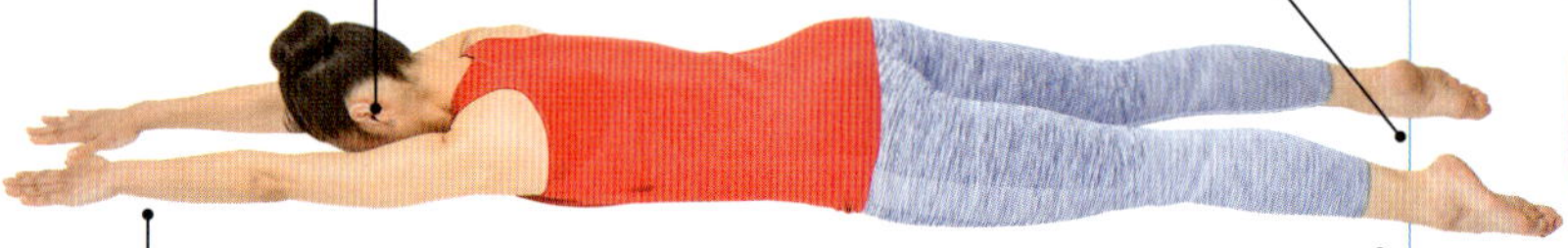

腕と耳はできるだけくっつける
脚は肩幅に開く
腕は真っすぐに伸ばす
足の甲とすね、ひざは下を向ける

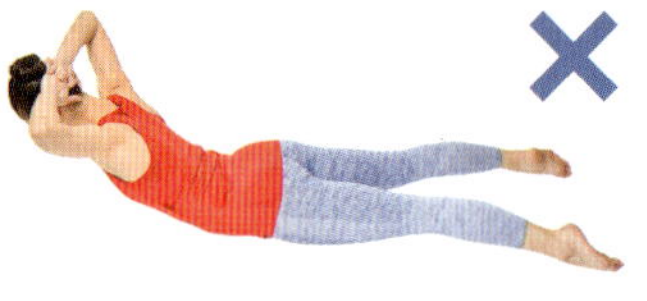

×

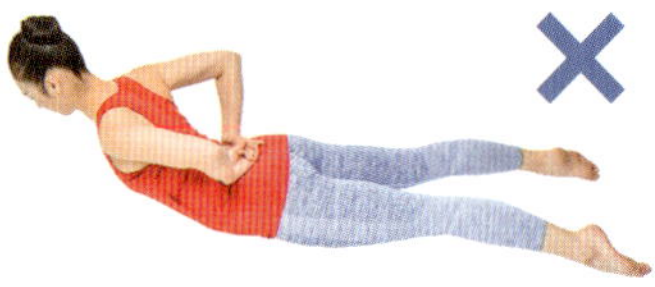

×

腰が気になる人もできる!

頭の後ろで手を組んだり、腰に手を回して行うと、腰に負担がかかるからNG。

2 上体を反らして5秒キープ

足が浮かないように注意しながら上体を反らし、限界のところで5秒キープ。1の姿勢に戻って10回繰り返しましょう。

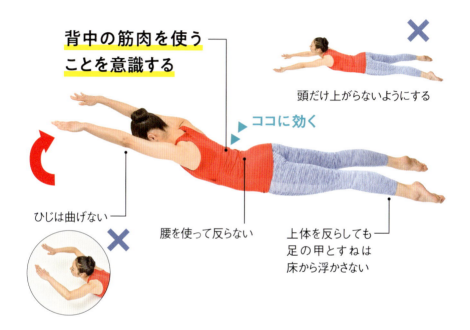

背中の筋肉を使うことを意識する

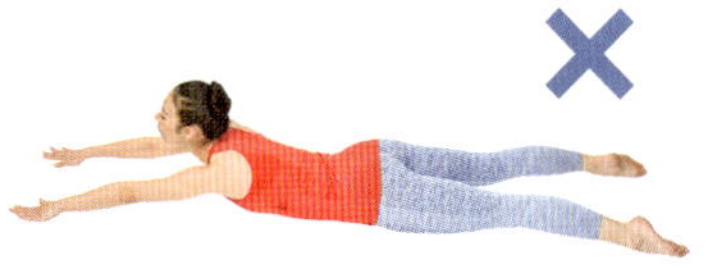

頭だけ上がらないようにする

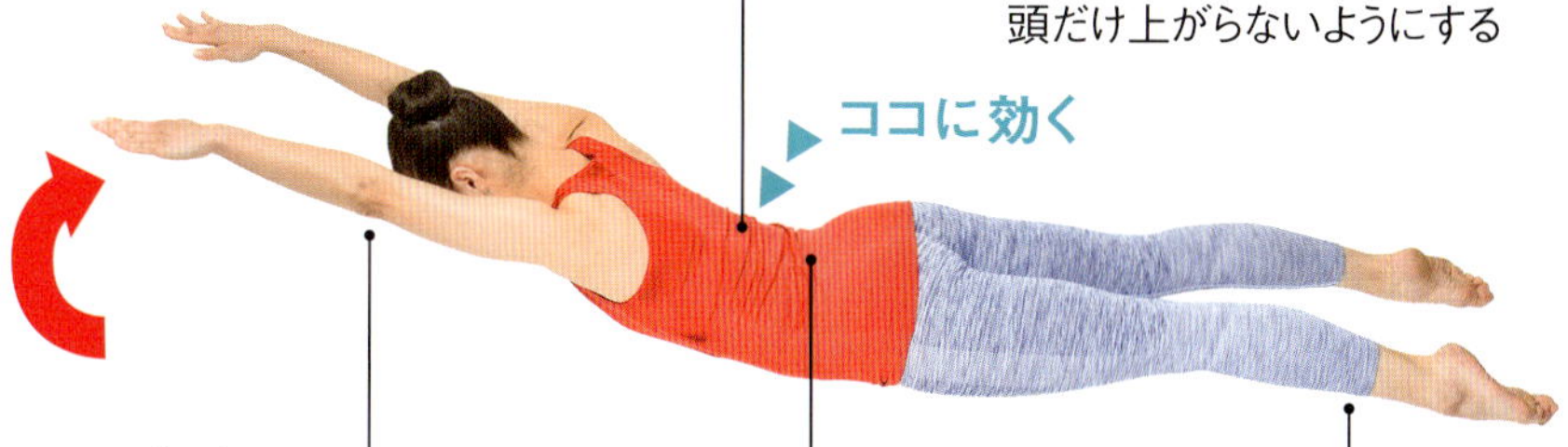
ココに効く
ひじは曲げない
腰を使って反らない
上体を反らしても
足の甲とすねは
床から浮かさない

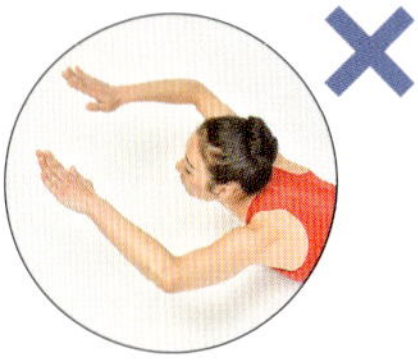

きついときは?

両腕をYの字に開くと少しらくになります。また、5秒静止がきついときは3秒でもかまいません。反らした状態で静止することに意味があります。

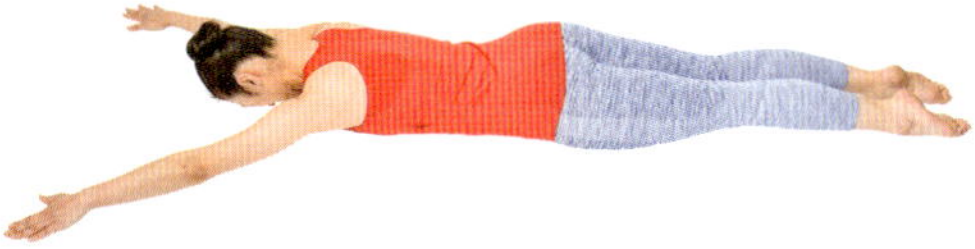

※痛みなどがある場合は決して無理をしないでください。

5秒10回×1セット

※慣れてきたら3セット

Program ABD

プログラム A/B/D

2人で

背中反らし

パートナーに補助してもらいながら、背中の筋肉（多裂筋）を縮めて、背中を反らす動きをしつけるトレーニングです。

1 腕を伸ばしてうつ伏せに寝る

うつ伏せに寝て、両腕を真っすぐ上に伸ばします。パートナーは手を補助できる場所に立ち、軽く手を持ちます。

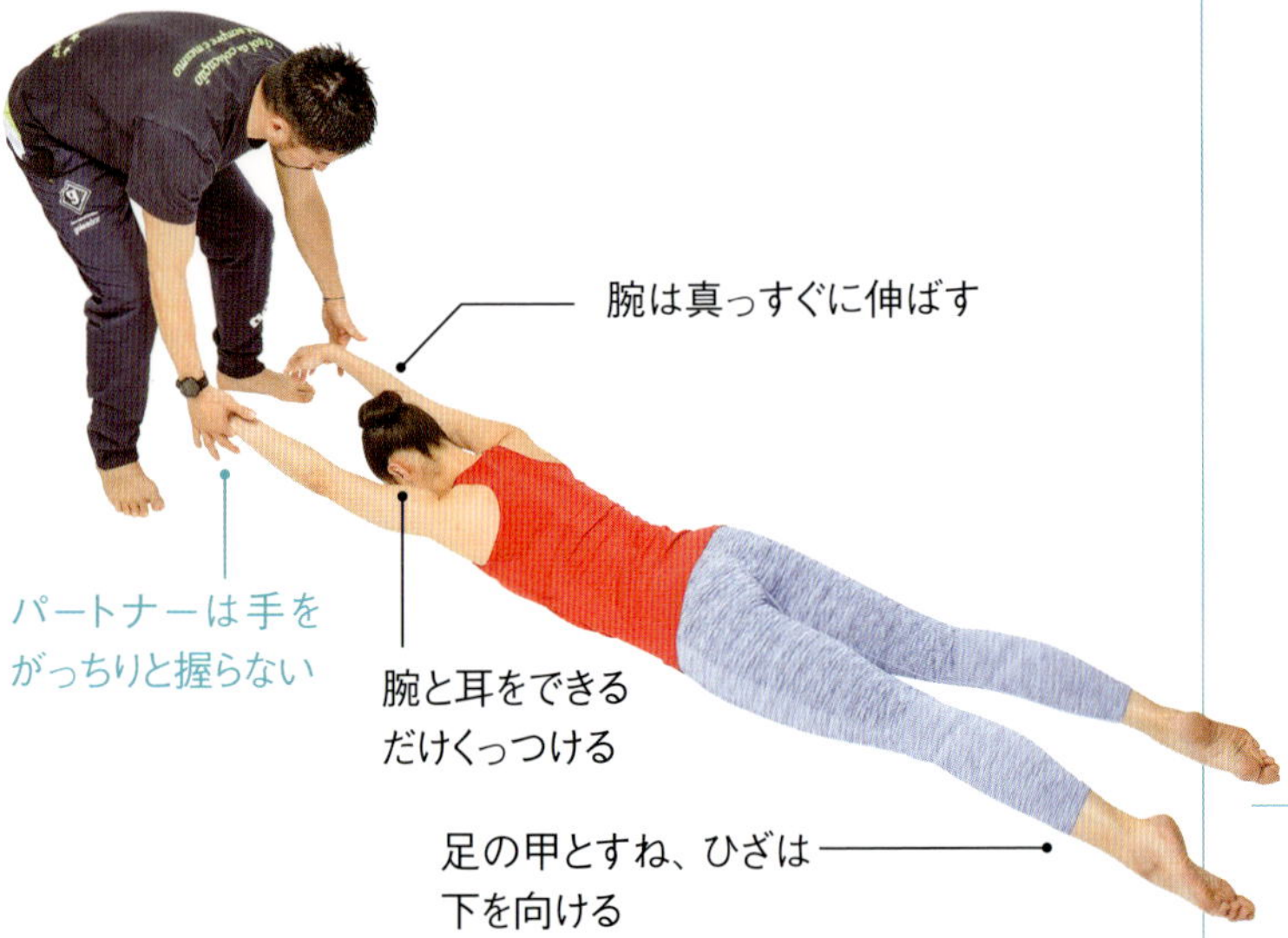
腕は真っすぐに伸ばす
パートナーは手をがっちりと握らない
腕と耳をできるだけくっつける
足の甲とすね、ひざは下を向ける

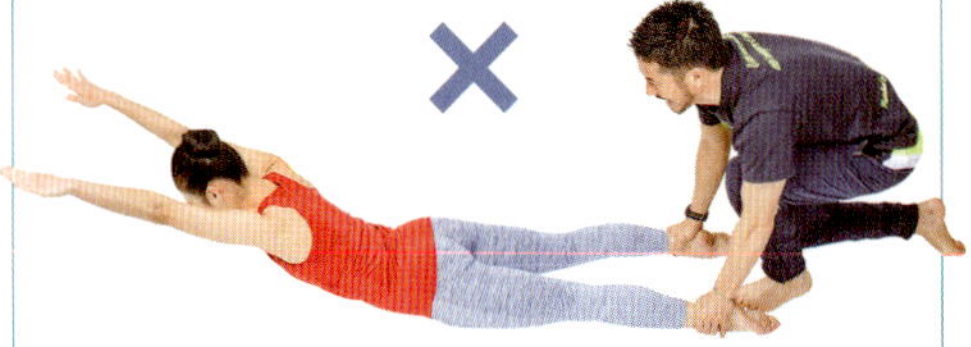
×

足を押さえるのは NG

パートナーが足を押さえると、上体を反らしやすくなりますが、背中以外の筋肉を使うことになります。そのため背中の筋肉を効率的にしつけられなくなります。

2 上体を反らして5秒キープ

足が浮かないように注意しながら上体を反らします。このときにパートナーが指先で手を軽く持ち上げてさらに上体を反らして5秒キープ。1の姿勢に戻って10回繰り返しましょう。

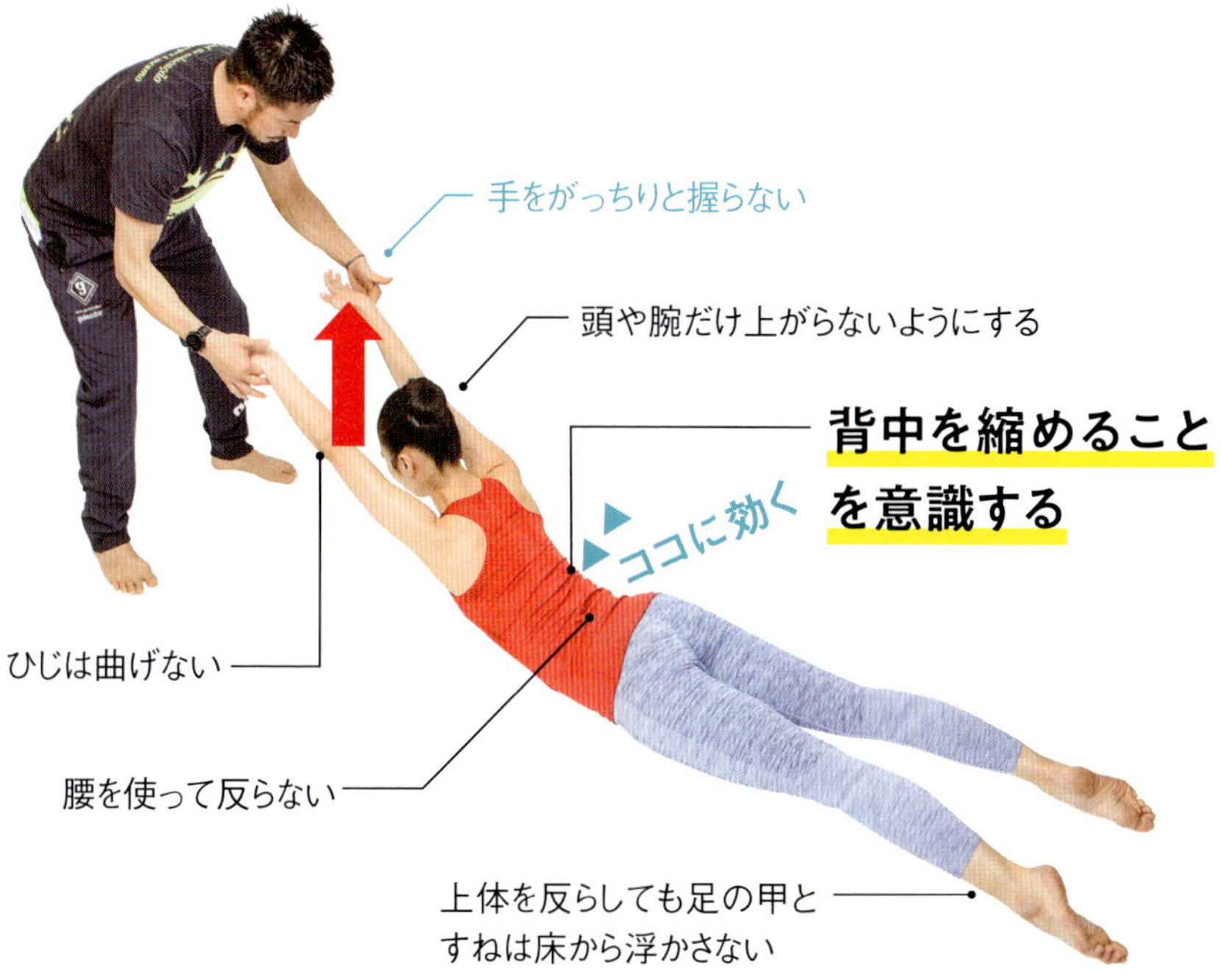
手をがっちりと握らない
頭や腕だけ上がらないようにする
背中を縮めること
を意識する
ココに効く
ひじは曲げない
腰を使って反らない
上体を反らしても足の甲と
すねは床から浮かさない

しっかり効かせるには？

パートナーは、手をがっちり握らないようにしてください。指先で手を軽く持ち上げるだけで、1人のときより上体を反らせます。

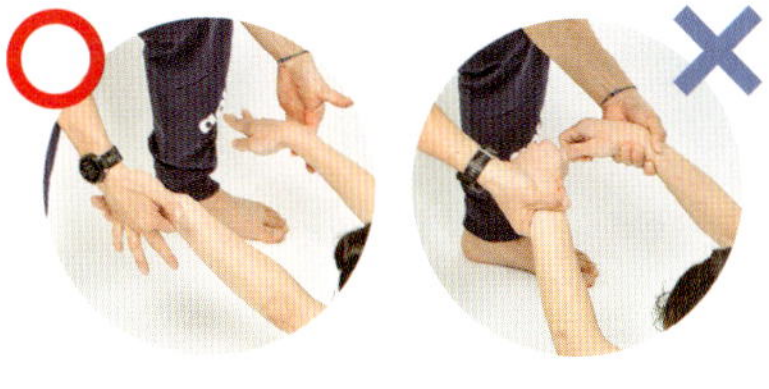

※痛みなどがある場合は決して無理をしないでください。

5秒10回×1セット ※慣れてきたら3セット

太もも伸ばし

体の前側の筋肉で動いていない人が多いのが太ももの上の筋肉（大腿《だいたい》四《し》頭筋《とうきん》上部）。しっかりしつけて、正しい姿勢を維持します。

1 壁を背にして片ひざを立てる

イスを壁から90センチ程離し座面を壁に向けて置き、❶壁を背にして四つんばいになり、片方の脚のすねを壁につけ、❷もう片方の脚は前に出して立て、❸両手をイスに置きます。

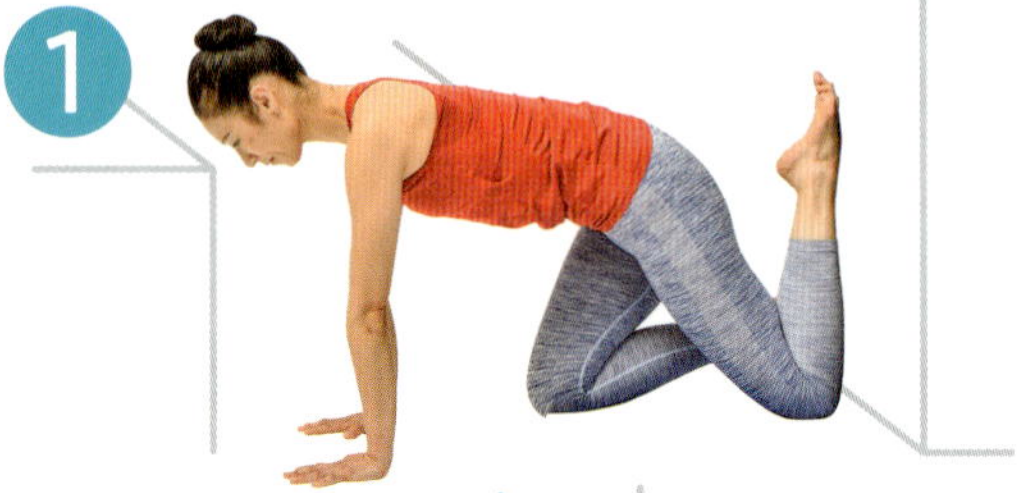

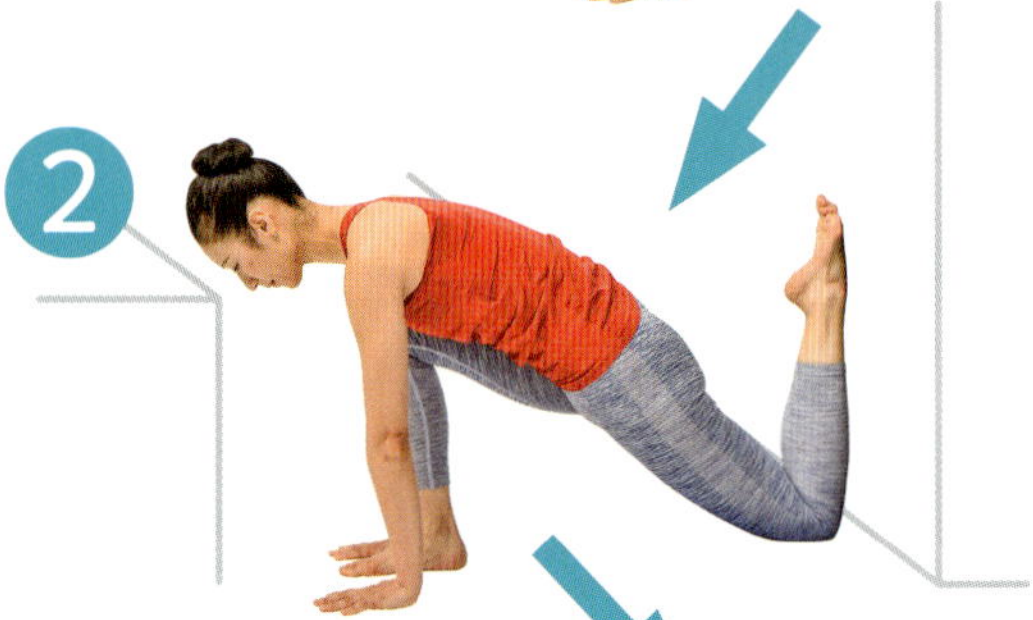

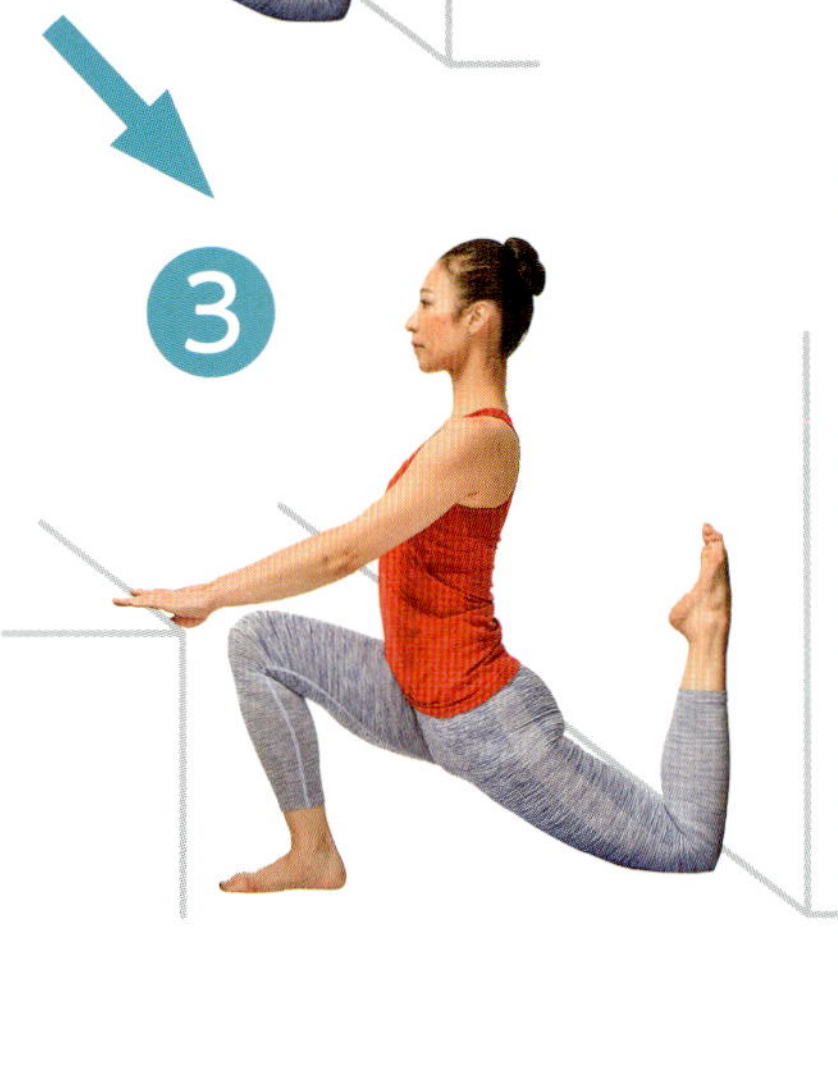

きついときは?

すねを壁から離してかまえると、らくなストレッチになります。

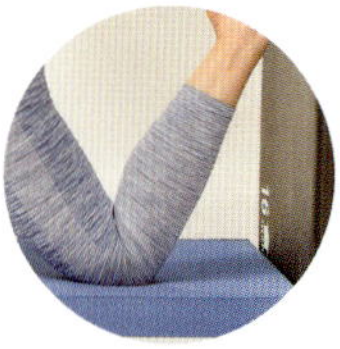

2 腰を前に沈めながら上体を反らして5秒キープ

腰を前に沈めながら上体を反らして５秒キープ。５回繰り返したら、脚を替えて同じように行いましょう。

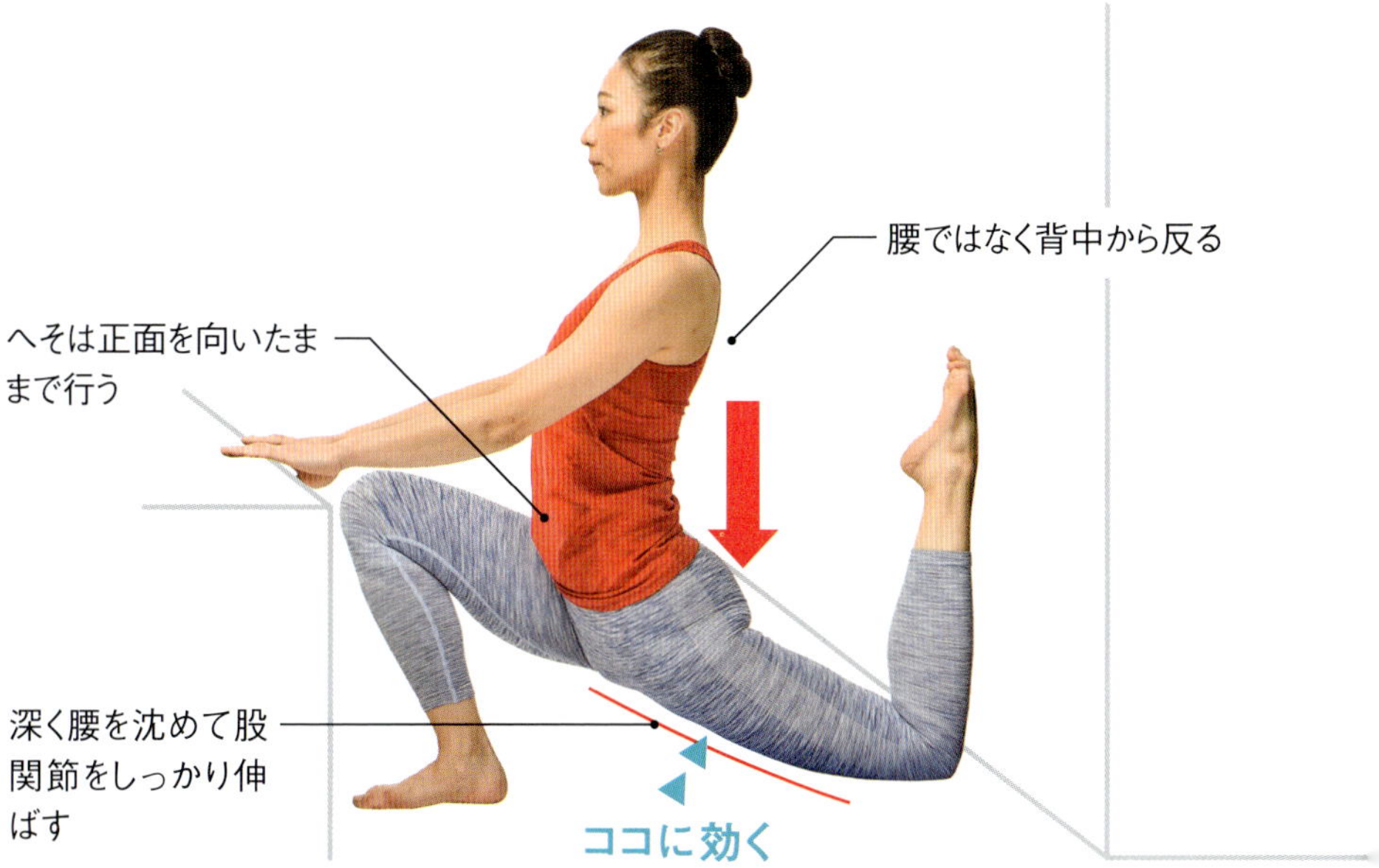
腰ではなく背中から反る
へそは正面を向いたままで行う
深く腰を沈めて股関節をしっかり伸ばす
ココに効く

もっと効かせるには?

姿勢をキープするときに壁にすねをつけている側の腕を上げると、さらに効きます。それでも物足りないときは、足の甲に丸めたバスタオルなどをはさんで、かかとがよりお尻に近づけるようにしましょう。

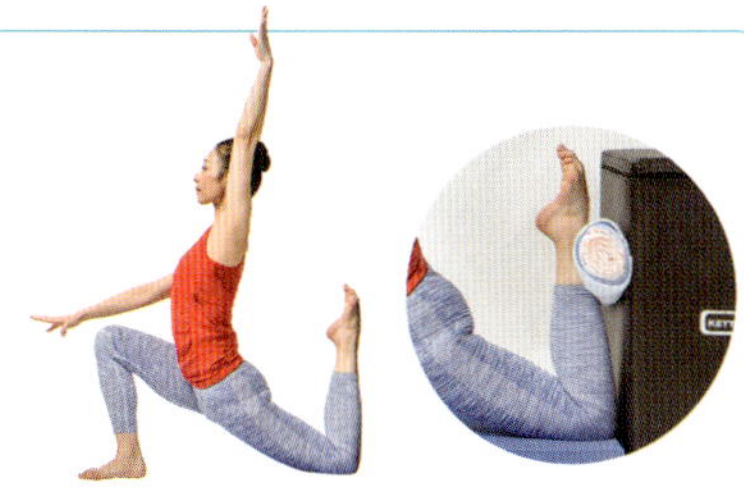

※痛みなどがある場合は決して無理をしないでください。

左右5秒5回×1セット

Program ABC
プログラム A/B/C

2人で
太もも伸ばし

パートナーに補助してもらいながら、動かせていない人が多い太ももの上の筋肉（大腿四頭筋上部）をしつけます。

姿勢づくりスピードアップ
腰痛解消
ひざ痛解消

1 壁を向いて片方のひざを立て、片方の脚を後方に

❶壁を向いてひざ立ちし、片方の脚を後ろに伸ばします。❷パートナーは、後ろの足の甲を片手で持ちます。

❶

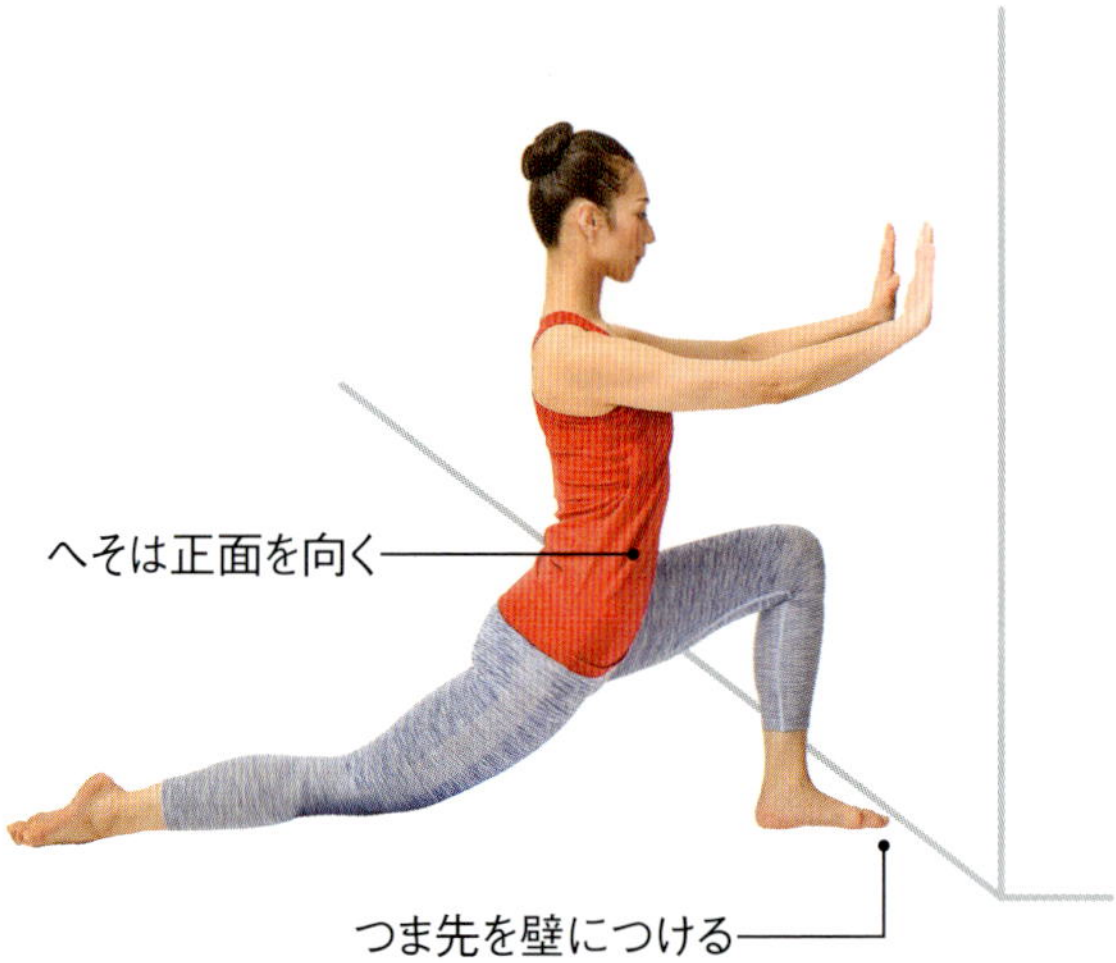

へそは正面を向く
つま先を壁につける

❷

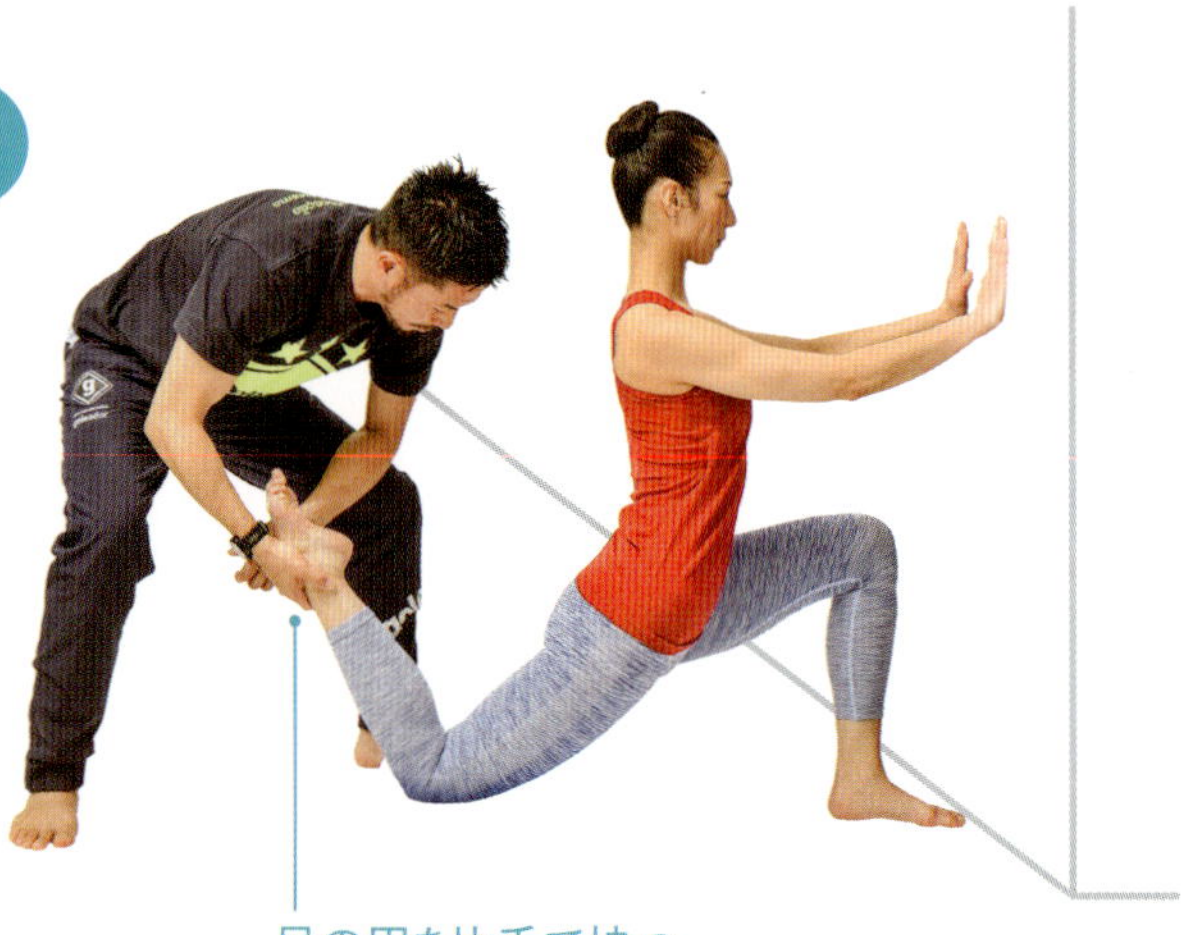

足の甲を片手で持つ

2 パートナーが後ろの足をお尻に近づけて５秒キープ

両手を壁について腰を沈め、パートナーが持っている足をお尻にできるだけ近づけたところで５秒キープ。５回繰り返したら、足を替えて同じように行いましょう。

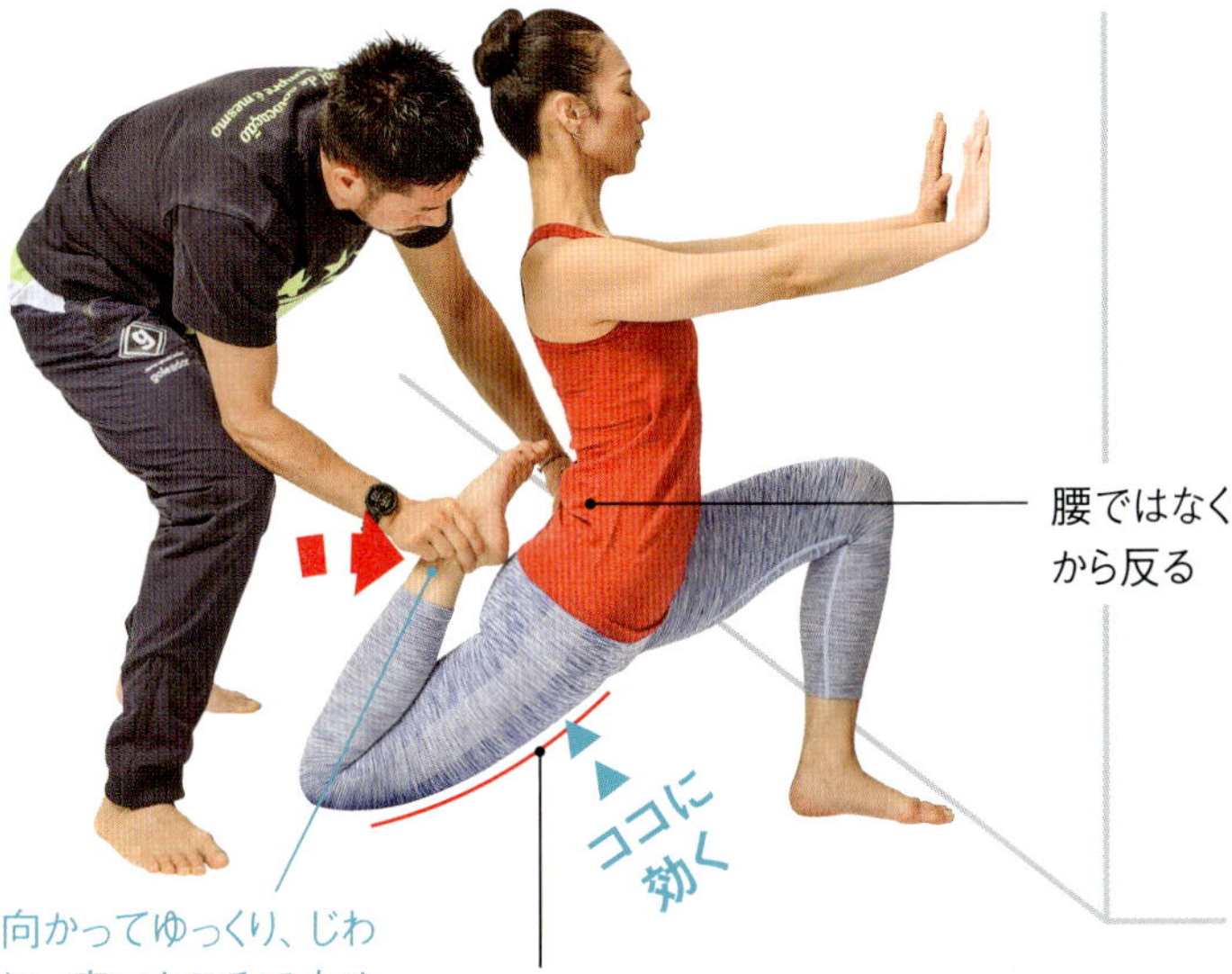

足をお尻に向かってゆっくり、じわじわ押し込む。痛いところで止めて５秒キープ、回数を重ねるごとに徐々にお尻に近づけていく

深く腰を沈めて股関節をしっかり伸ばす

もっと効かせるには?

片方の手だけを壁について、もう片方の手を上げる姿勢になると、さらに効果が高くなります。

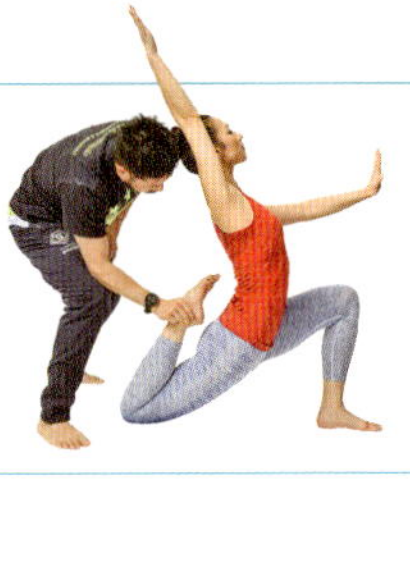

※痛みなどがある場合は決して無理をしないでください。

左右5秒5回×1セット

肋間伸ばし

動かなくなっている肋骨の筋肉（肋間筋）に刺激を与えます。このストレッチだけでも呼吸が深くなります。

1 仰向けに寝て肋骨を伸ばす

丸めたバスタオルやストレッチポールなどを背中の下に置き、仰向けに寝ます。片方の手を頭の後ろに置いて肋骨を伸ばし、もう片方の手を肋骨にのせます。

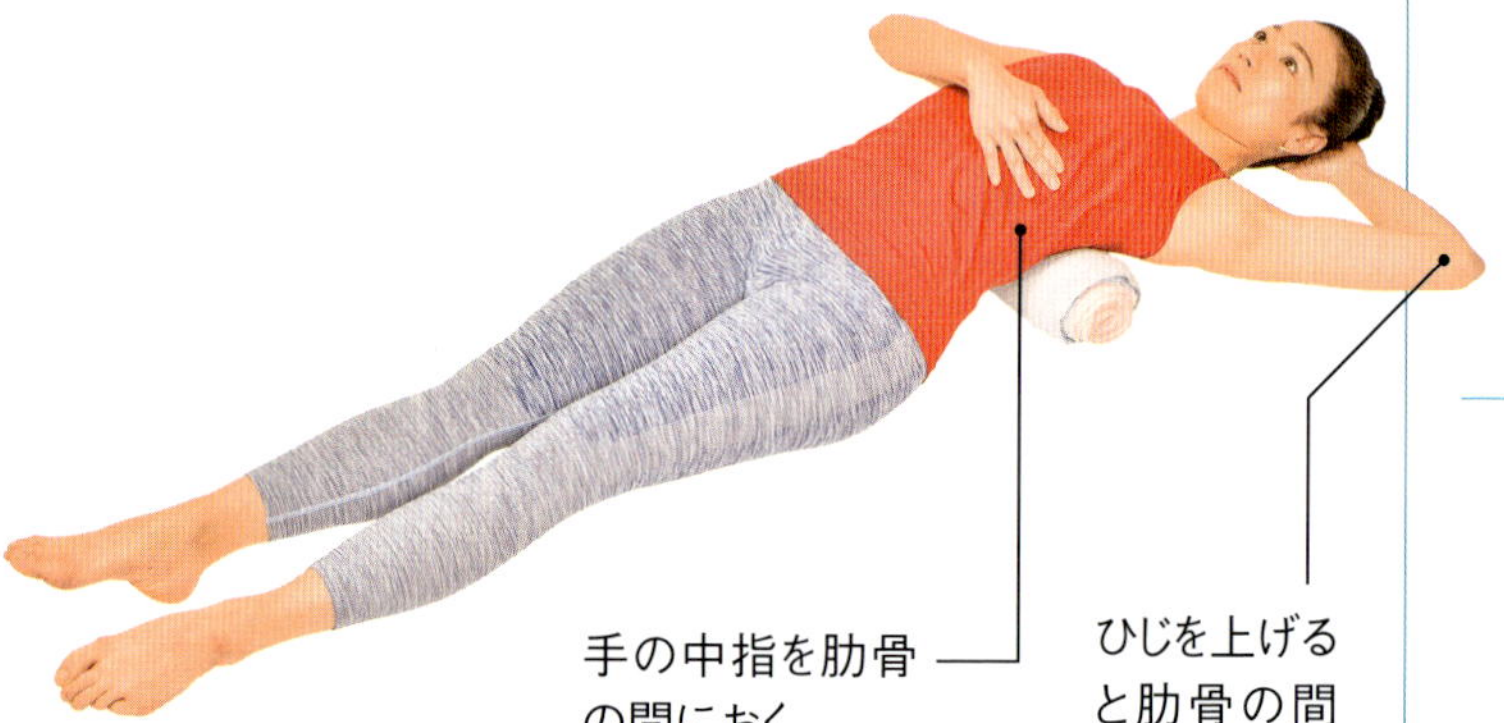
手の中指を肋骨の間におく
ひじを上げると肋骨の間が広がる

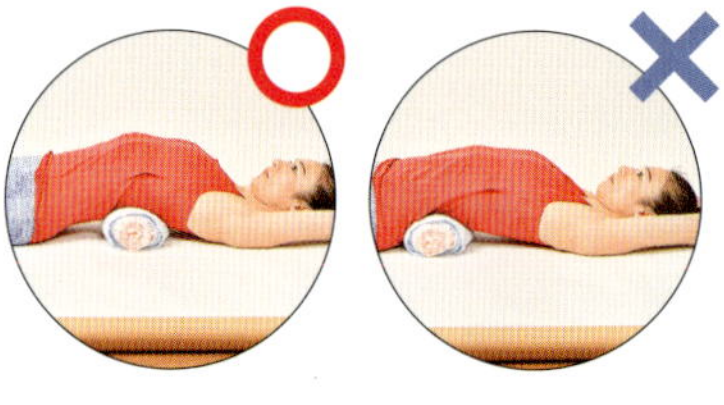

バスタオルは背中のどこに？

丸めたバスタオルは、背中の中央の第12番胸椎付近のやや上になるようにします。腰の下になると、肋骨の間が広がりづらくなります。

2 指で肋骨の溝をマッサージする

肋骨を伸ばしたまま、肋骨の溝を掃除するように中指をすべらせます。10秒くらい指をすべらせたら、溝の場所を変えて指をすべらせます。終わったら、もう片方の肋骨も同じように行いましょう。

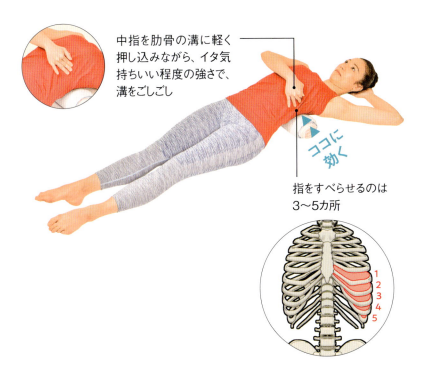

中指を肋骨の溝に軽く押し込みながら、イタ気持ちいい程度の強さで、溝をごしごし
ココに効く
指をすべらせるのは3〜5カ所

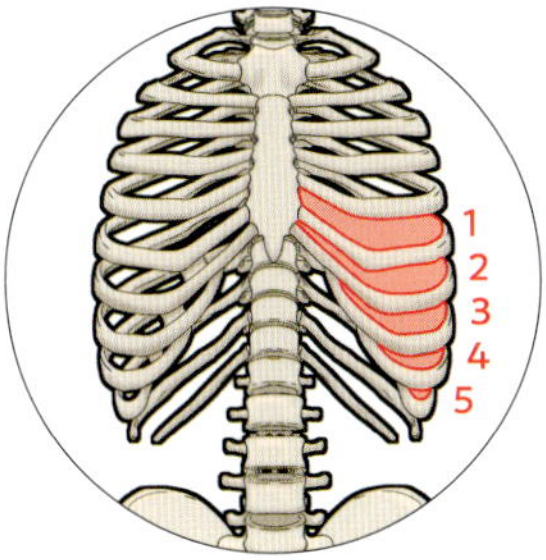

1
2
3
4
5

※痛みなどがある場合は決して無理をしないでください。

1カ所10秒×左右3回 ※慣れてきたら5回

Program A
プログラムA

足裏ゴロゴロ

姿勢づくりスピードアップ

足指の腹側、足の裏側の筋肉（屈筋群）を刺激して理想のアーチをつくり、足指を使える状態にしつけます。

1 片方の足のかかとで硬いボールを踏む

立って、片方の足の下にゴルフボールなどの硬いボールを置き、かかとで踏みます。

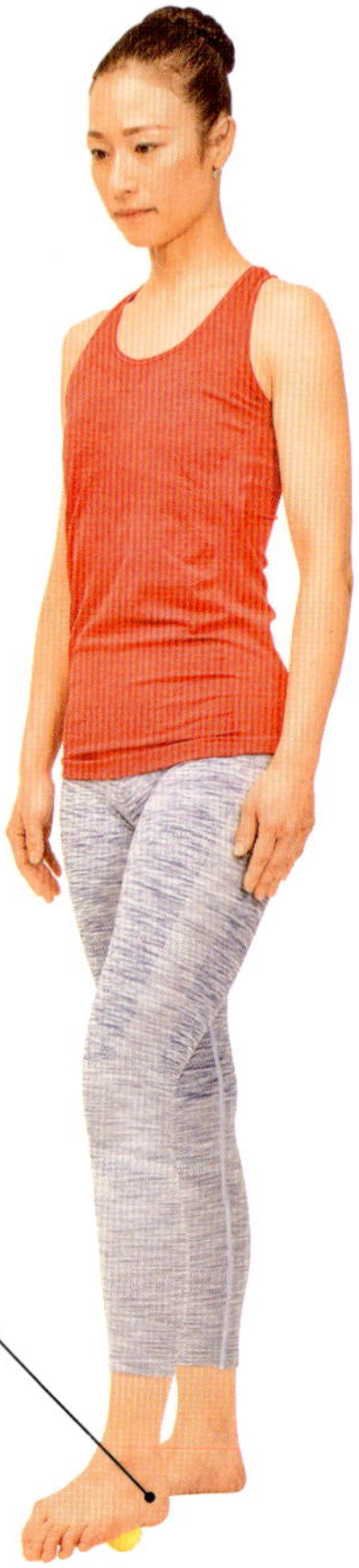

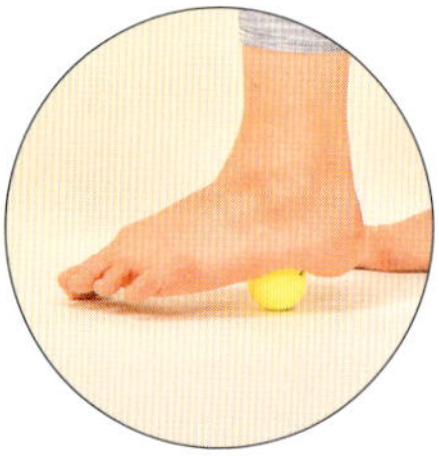

ボールはかかとの前の土踏まずのはじまり位置で踏む

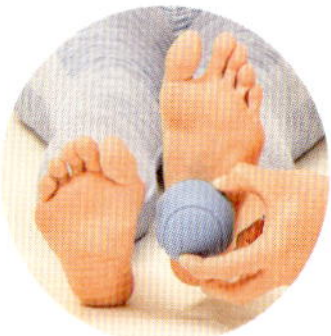

×

ふかふか、ぷにぷにのやわらかいボールは効果なし。ゴルフボールの固さが最適

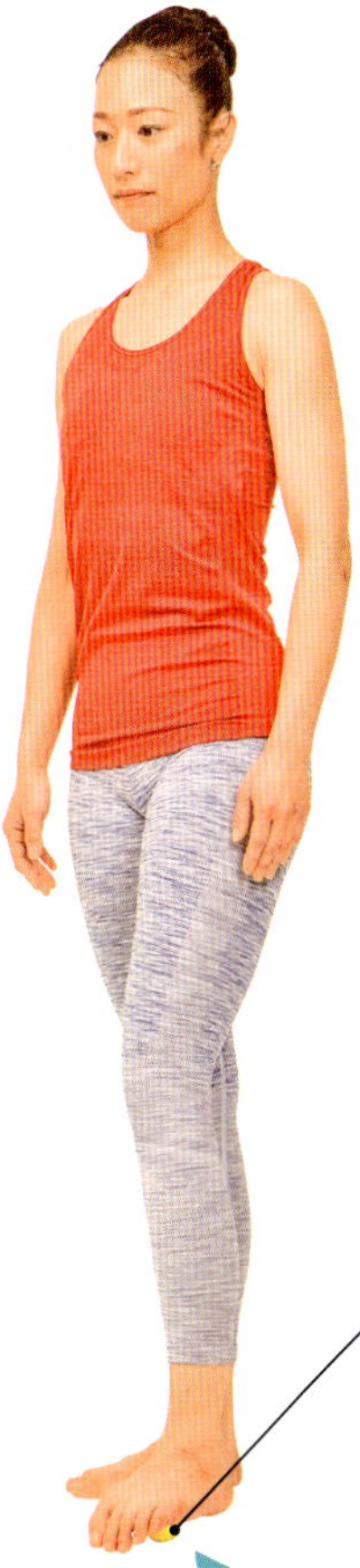

2 体重をかけながら手前に足を引く

ボールを踏んだ足に体重をかけながら、かかと側から指先に向けてボールが転がるようにゆっくり足を引きます。3方向に10秒ずつ転がしたら、もう片方の足も同じように行いましょう。

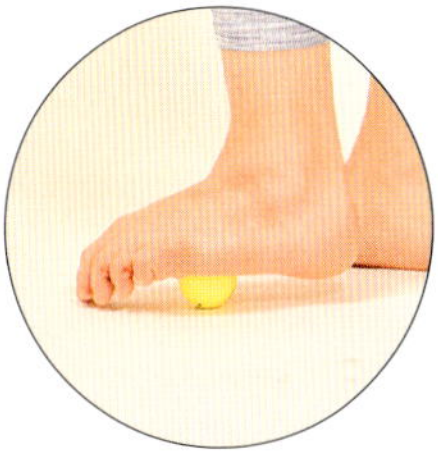

体重をしっかりかけて、かかとから指先に向けて転がす

足裏は3方向に刺激する!

足指を使えるようなアーチをつくるには、足裏全体をやわらかくする必要があります。かかとから3方向にボールを転がすようにしましょう。

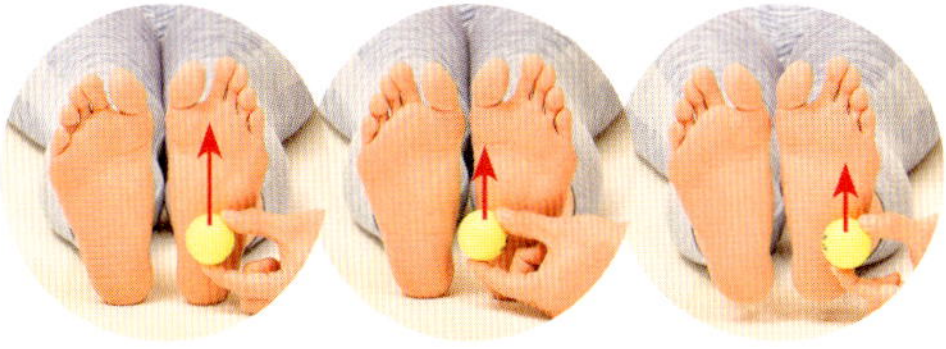

※痛みなどがある場合は決して無理をしないでください。

左右3方向10秒×1セット

応用編

プログラムB 腰の痛みを解消するストレッチ

腰に負担がかからない動き方をつくる

プログラムBは、姿勢づくりをしながら、腰の痛みをやわらげたい人のためのプログラムです。基本プログラムの2種類に加えて、3種類のストレッチを行います。

・股関節を安定させる裏側の筋肉をしつける、「お尻伸ばし」
・股関節を安定させる表側の筋肉をしつける、「太もも伸ばし」
・第12番胸椎の動きを良くする、「背中反らし」

腰痛の原因はさまざまですが、ひとつは可動域が極端に狭い腰椎を無理に動かしているからです。動けない腰椎をはさむ上の胸椎、下の股関節が動かなくなると、体を動かすたびにどうしても腰椎に負担がかかります。胸椎と股関節がよく動くように、**多裂筋やお尻、太ももの筋肉をしつけると、腰への負担は大幅に軽減されます。**

プログラムB

腰の痛みを解消するストレッチ

背中と股関節まわりの筋肉を伸ばして腰の負担を軽減する

基本のストレッチ ［ 壁ペタ伸ばし ］［ 足指グーッと伸ばし ］

プラス

症状別ストレッチ

［ お尻伸ばし ］

脚を前後に開いて股関節を伸ばし
お尻の筋肉をしつけます。

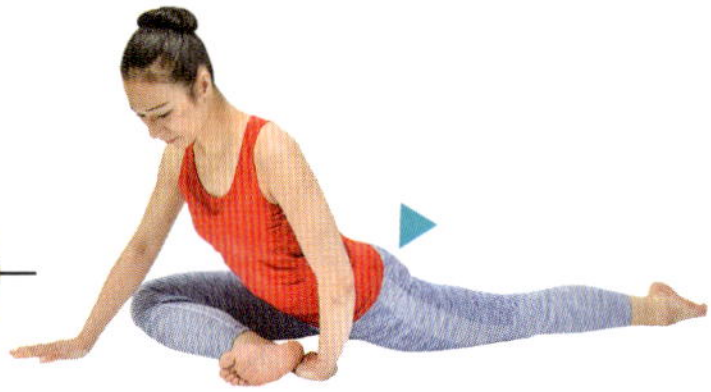

P-80へ

［ 背中反らし ］

うつ伏せ状態から
背中の筋肉をしつけます。

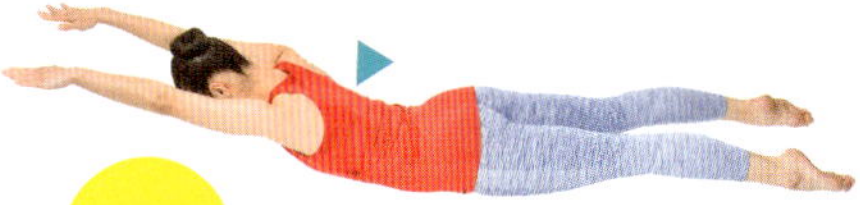

P-66へ

［ 太もも伸ばし ］

壁を利用して太ももの上のほうの
筋肉をしつけます。

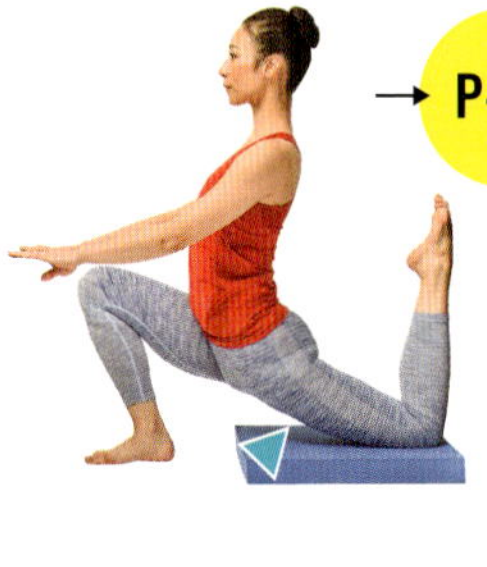

P-70へ

Program B

プログラム B

腰痛解消

お尻伸ばし

骨盤を正しい位置で維持するために、お尻の筋肉（大殿筋と中殿筋）をしつけます。

1 あぐらをかいて座り、片方の脚を後ろに伸ばす

片方の脚を前に出してひざを曲げ、もう片方の脚を後ろに伸ばします。両手を横について、胸を張ります。

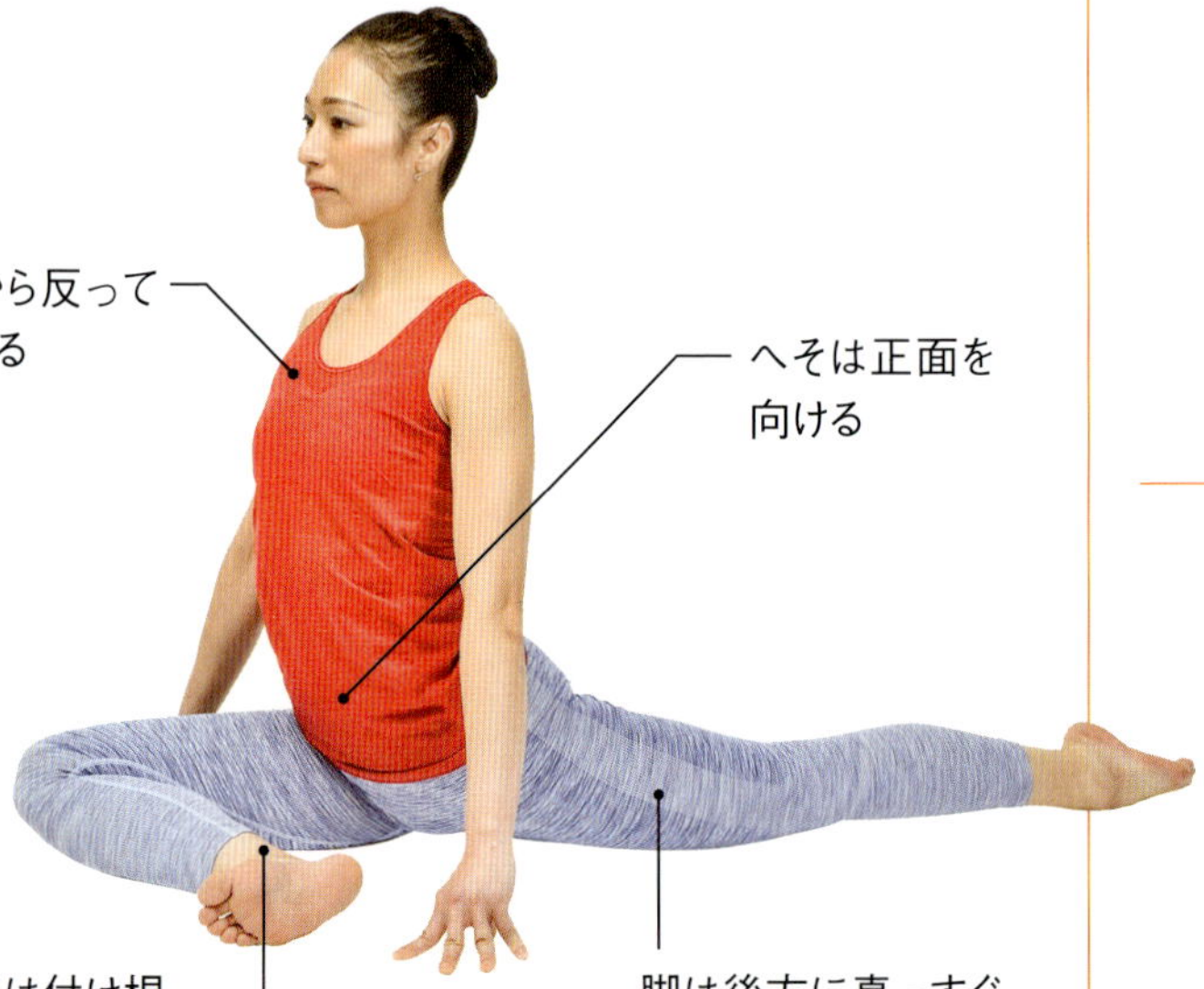
背中から反って胸を張る
へそは正面を向ける
前の足は付け根ではなく前におく
脚は後方に真っすぐ伸ばす

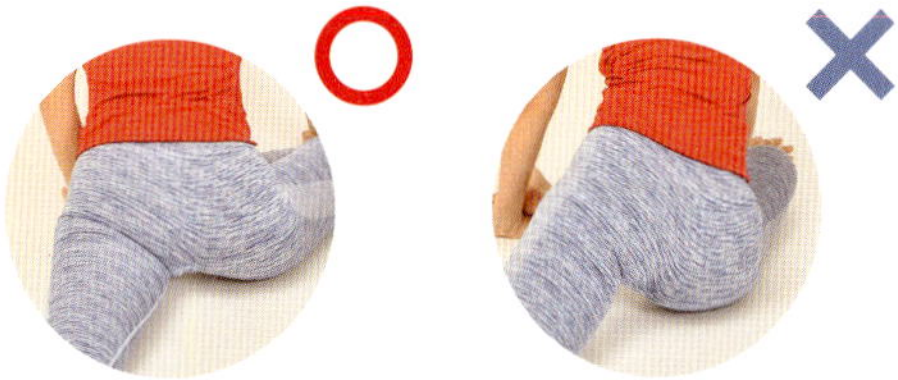
○
×

前に出している脚側のお尻が下がらないようにする

2 上体を倒して10秒キープ

1の姿勢の状態から、かかと側に上体を倒して10秒キープ。3～5回繰り返したら、脚を替えて同じように行います。最初のうちは少しきついので3回からはじめ徐々に回数を増やしましょう。

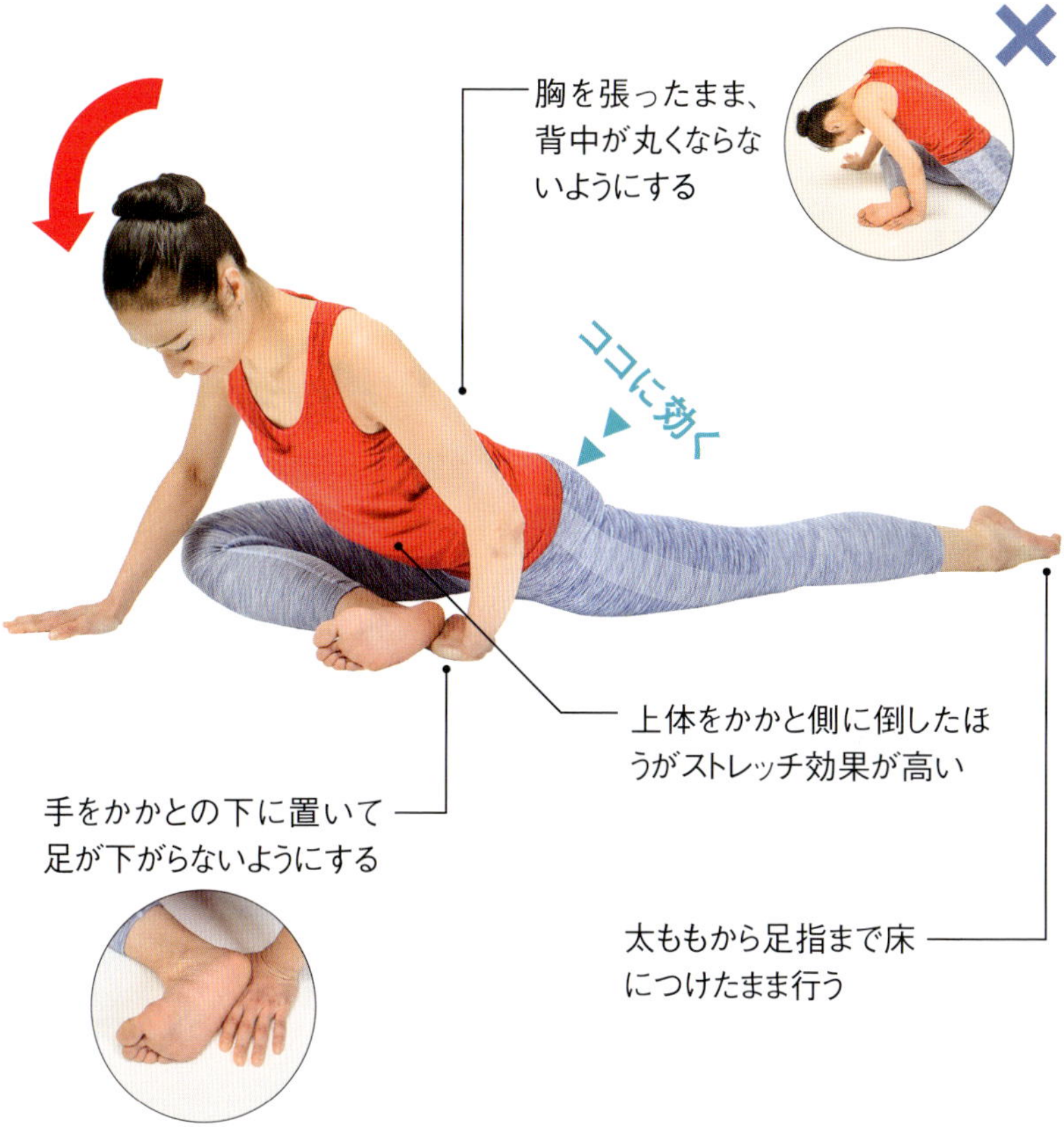
×
胸を張ったまま、背中が丸くならないようにする
ココに効く
上体をかかと側に倒したほうがストレッチ効果が高い
手をかかとの下に置いて足が下がらないようにする
太ももから足指まで床につけたまま行う

※痛みなどがある場合は決して無理をしないでください。

左右10秒3回×1セット ※慣れてきたら5回

腰痛解消

Program B
プログラム B

イスを使ったお尻伸ばし

床に座って行う「お尻伸ばし」がきついと感じる人は、イスに座って行うとらくにできます。

1 イスに座って脚を組む

イスに座って脚を組み、片方の手を上になっている脚のかかとに、もう片方をひざ上に置きます。

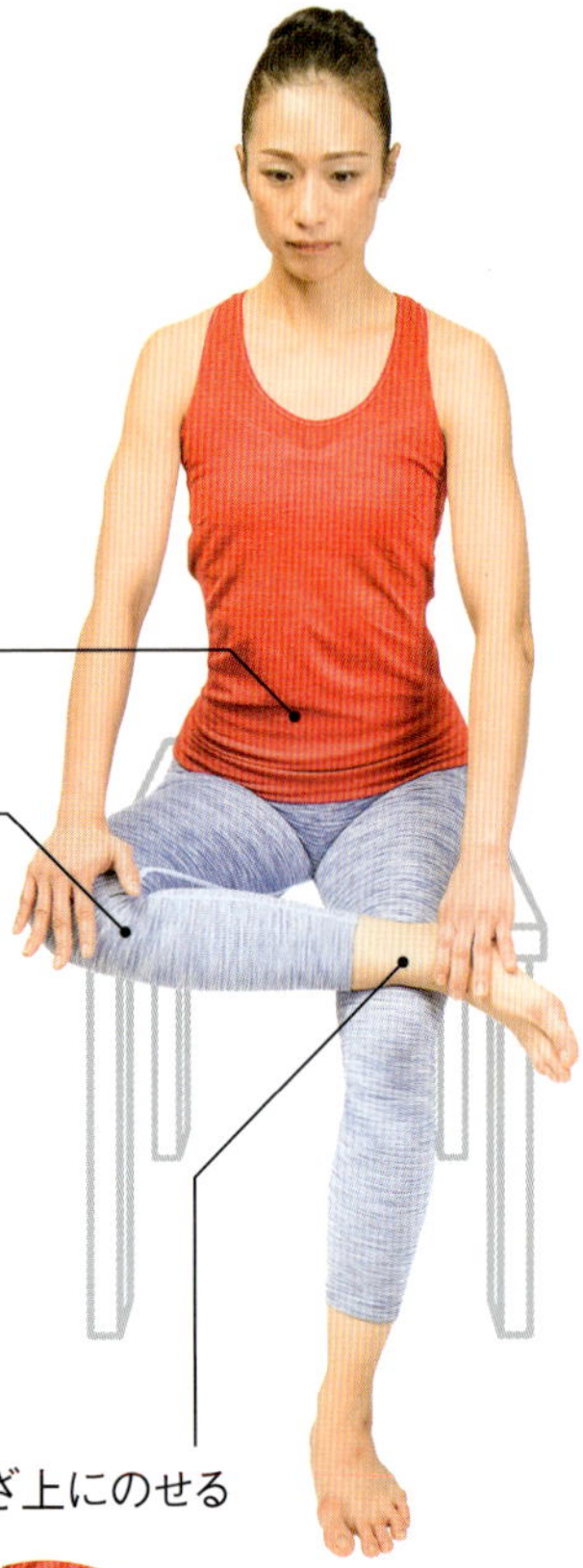

へそは正面を向ける
上になる脚は水平にキープする
足はひざ上にのせる

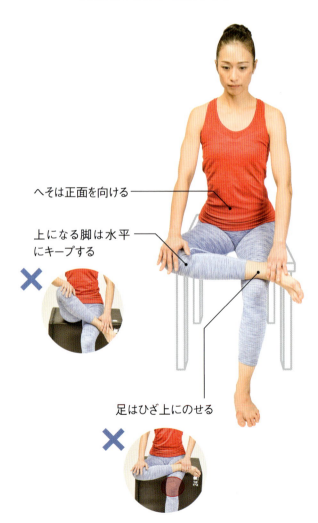

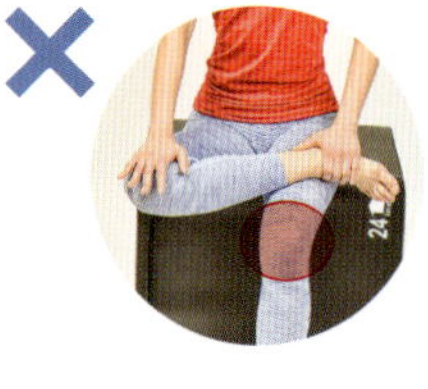

2 上体を倒して10秒キープ

上になっている脚を水平にキープしたまま、上体を倒して10秒キープ。3～5回繰り返したら、脚を替えて同じように行いましょう。最初のうちはきついので3回からはじめ徐々に回数を増やしましょう。

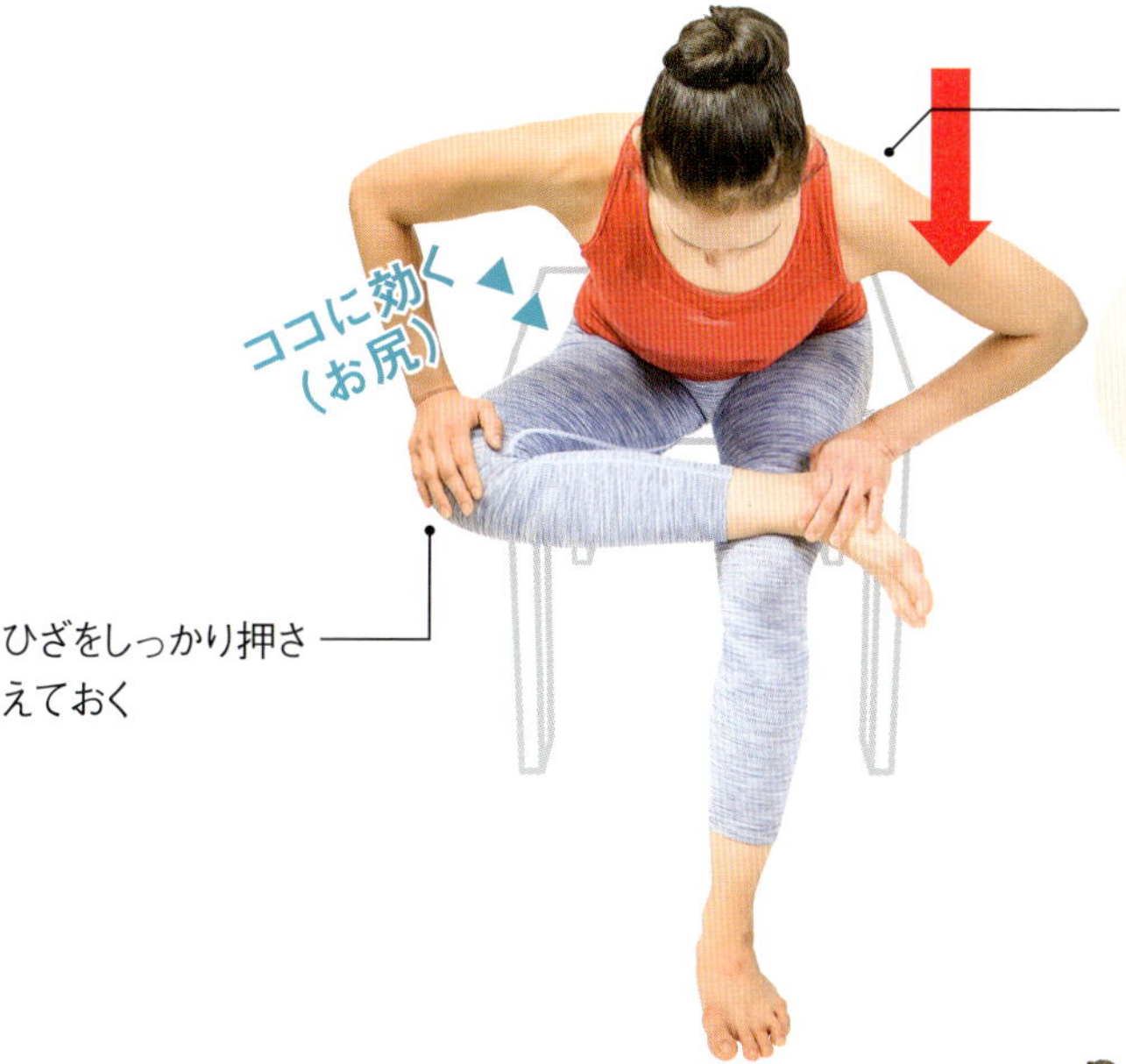
背中を丸めて倒さない
ココに効く（お尻）
ひざをしっかり押さえておく

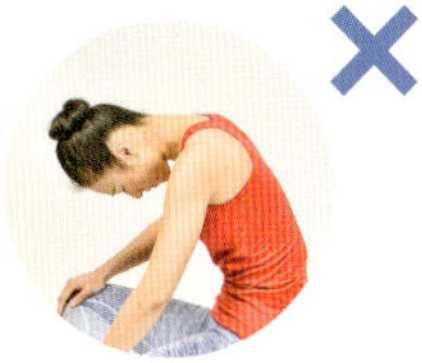
×

もっと効かせるには？

上体を上になっている脚のかかと側にねじって上体を倒すと、さらに大殿筋や中殿筋がよく伸びます。

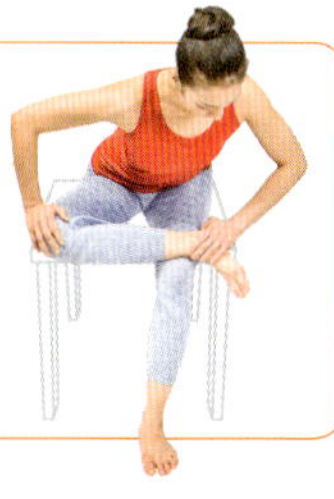

※痛みなどがある場合は決して無理をしないでください。

左右10秒3回×1セット ※慣れてきたら5回

応用編

プログラムC　ひざの痛みを解消するストレッチ

ひざ上の筋肉が動くようになると、ひざがらくになる

プログラムCは、姿勢づくりをしながら、ひざの痛みをやわらげたい人のためのプログラムです。基本プログラムの2種類に加えて、3種類のストレッチを行います。

・脚の裏側全体の筋肉をしつける、「脚裏三角伸ばし」
・ふくらはぎの筋肉をピンポイントでしつける、「ふくらはぎ伸ばし」
・太もも前側の上の筋肉をしつける、「太もも伸ばし」

ひざ痛の原因のひとつは、ひざ上（太ももの下側）の筋肉が動けなくなっているからです。動きを妨げているのが、使い過ぎで硬くなっている太ももの上側の筋肉、逆に使われなくて動き方を忘れている脚の裏側の筋肉です。それぞれの筋肉が動くようになると、ひざ上の筋肉も動くようになり、動くことで強化されることになります。

プログラムC

ひざの痛みを解消するストレッチ

太ももの上、脚の裏側の筋肉を伸ばしてひざ関節を守る

基本のストレッチ ［ 壁ペタ伸ばし ］［ 足指グーッと伸ばし ］

＋ プラス

症状別ストレッチ

［ 脚裏三角伸ばし ］

前屈してふくらはぎから太ももの裏側までの筋肉をしつけます。

P-86へ

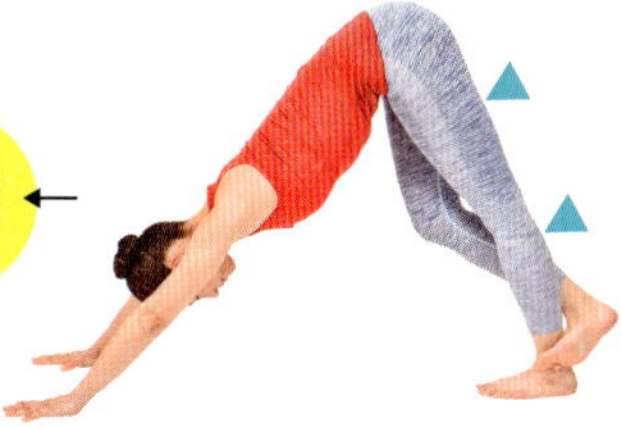

［ ふくらはぎ伸ばし ］

10センチの段差を利用してふくらはぎの筋肉をしつけます。

P-90へ

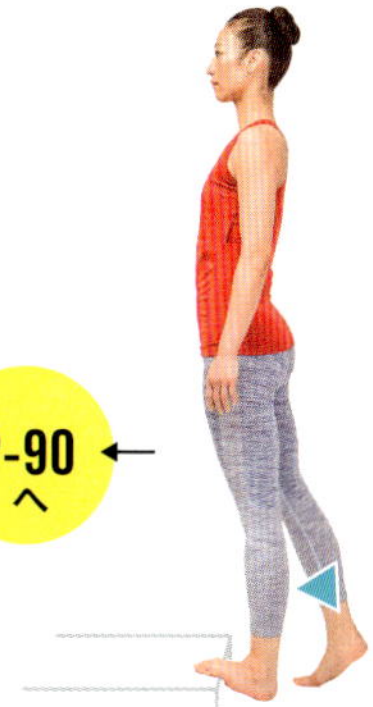

［ 太もも伸ばし ］

壁を利用して太ももの上のほうの筋肉をしつけます。

P-70へ

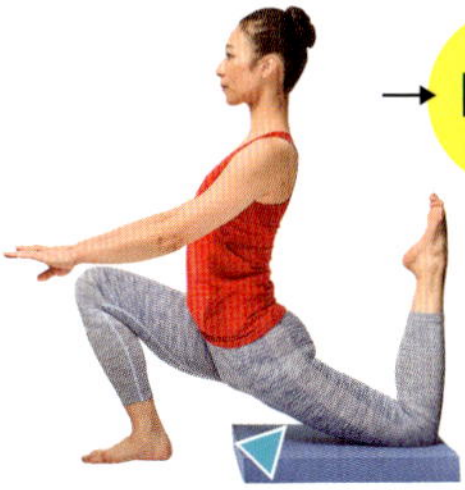

Program C
プログラム C

ひざ痛解消

脚裏三角伸ばし

背中と足指の筋肉が使えないことで硬くなっている脚の裏側全体の筋肉（下腿三頭筋《かたいさんとうきん》やハムストリング）をまとめてしつけます。

1 四つんばいになり、片方の脚をもう片方の脚にのせる

ひざをつかずに四つんばいになり、片方の脚をもう片方の脚にクロスさせるようにのせます。

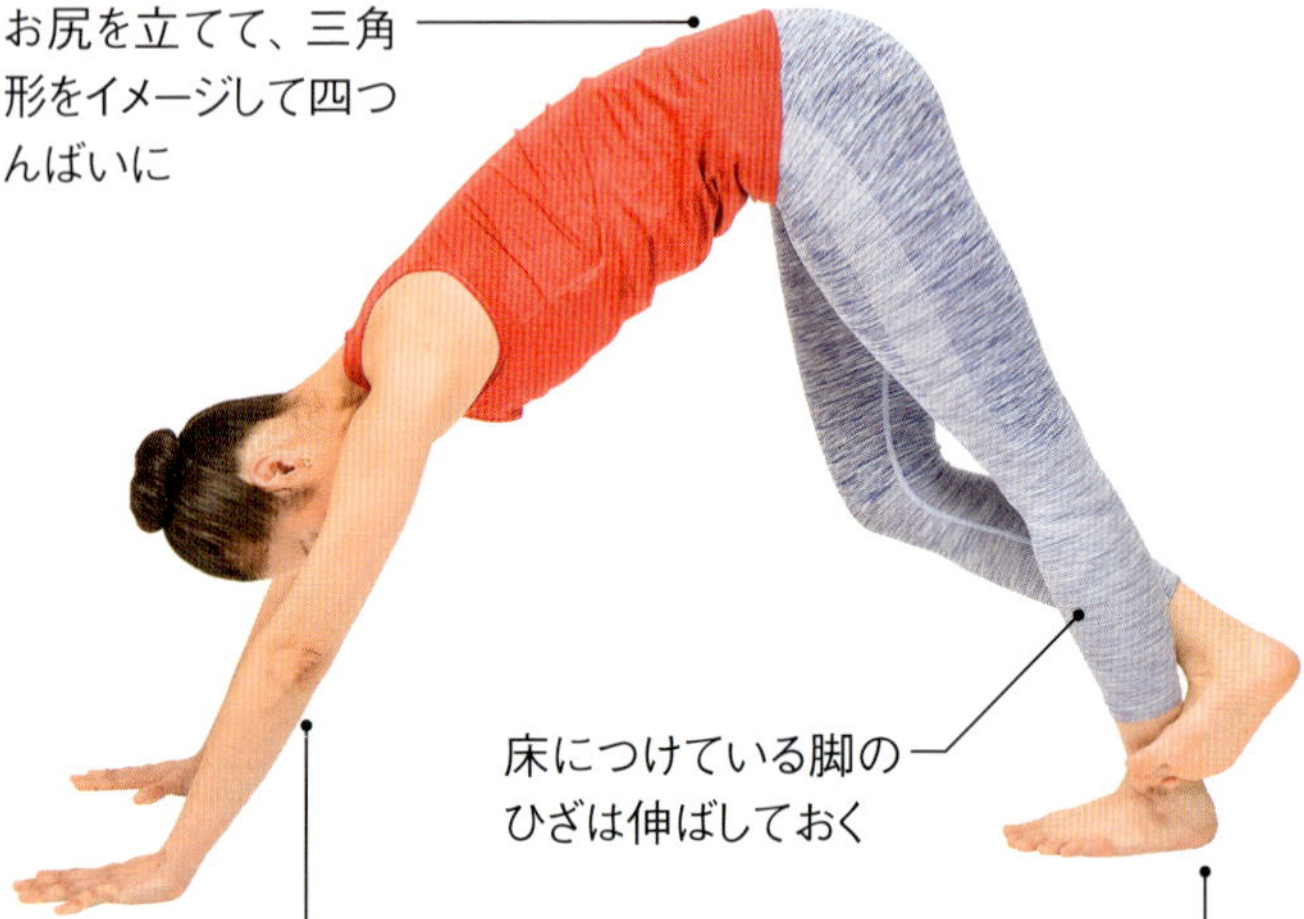

お尻を立てて、三角形をイメージして四つんばいに

床につけている脚のひざは伸ばしておく

ひじを真っすぐに

かかとは床につける

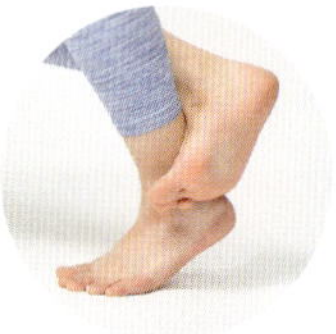

×

アキレス腱に負担がかからない!

一般的なアキレス腱を伸ばすストレッチは、アキレス腱や足の関節に負担がかかりがち。これなら、アキレス腱に不安がある人やふくらはぎがつったり、むくむ人も安心してストレッチできます。

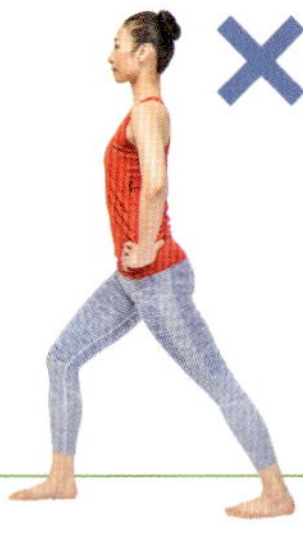

×

2 胸を張って5秒キープ

お尻を突き上げながら胸を張って５秒キープ。５回繰り返したら、脚を替えて同じように行いましょう。

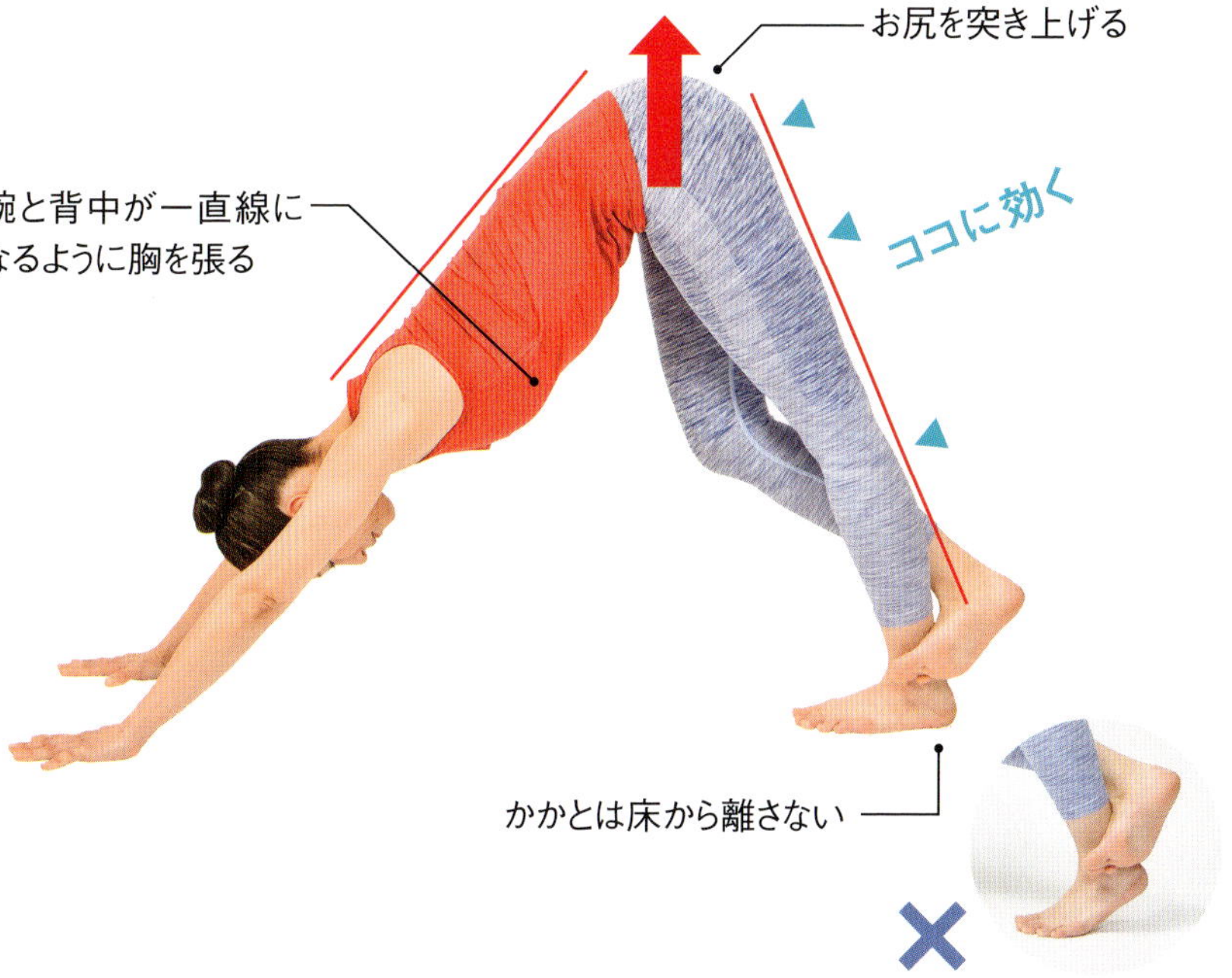
お尻を突き上げる
腕と背中が一直線になるように胸を張る
ココに効く
かかとは床から離さない
×

目標は三角形!

体が硬い人が「脚裏三角伸ばし」を行うと、横から見ると台形になります。目標は、三角形。少しずつやわらかくしていきましょう。

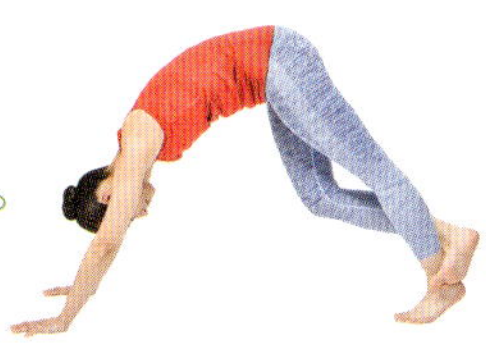

※痛みなどがある場合は決して無理をしないでください。

左右5秒5回×1セット

Program C
プログラム C

ひざ痛解消

2人で

脚裏三角伸ばし

パートナーに補助してもらいながら、脚の裏側全体の筋肉（下腿三頭筋やハムストリング）をまとめてしつけます。

1 四つんばいになり、片方の脚をもう片方の脚にのせる

ひざをつかずに四つんばいになり、片方の脚をもう片方の脚にのせます。パートナーは両手で骨盤を持ちます。

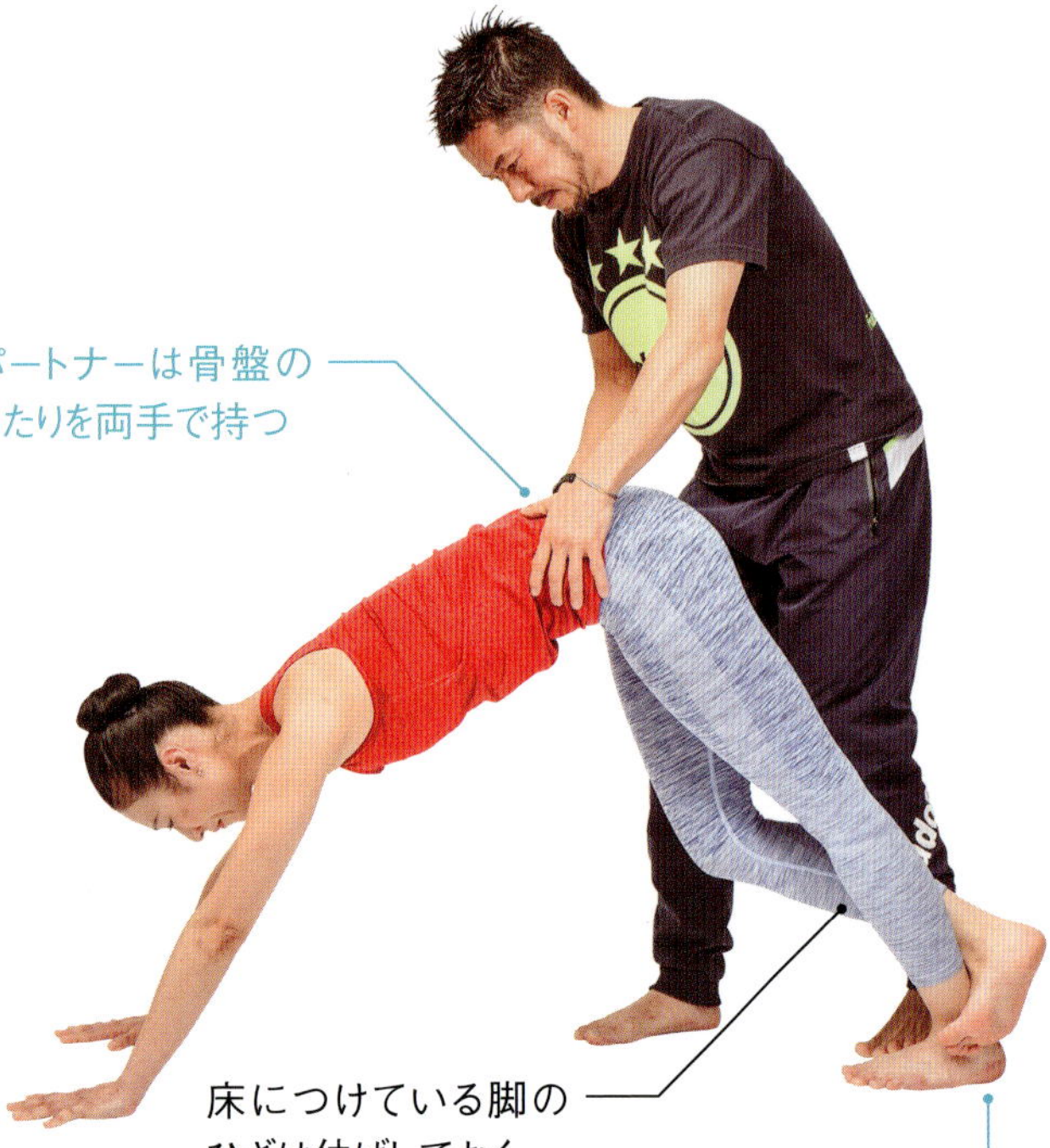

パートナーは骨盤のあたりを両手で持つ

床につけている脚のひざは伸ばしておく

かかとは床につける

パートナーの手の位置は？

パートナーは腰ではなく、骨盤を持つようにしましょう。腰を持つと腰に負担がかかって痛める原因になります。

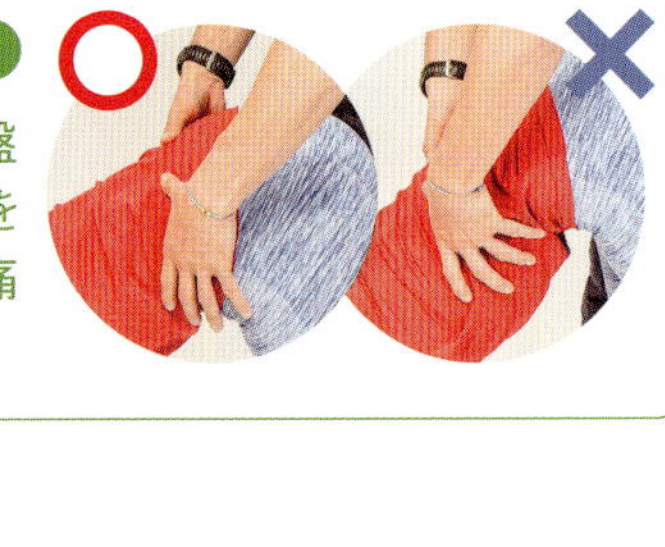

2 ひざを伸ばして5秒キープ

お尻を突き上げると同時に、パートナーが骨盤を立ててさらに持ち上げて5秒キープ。5回繰り返したら、脚を替えて同じように行いましょう。

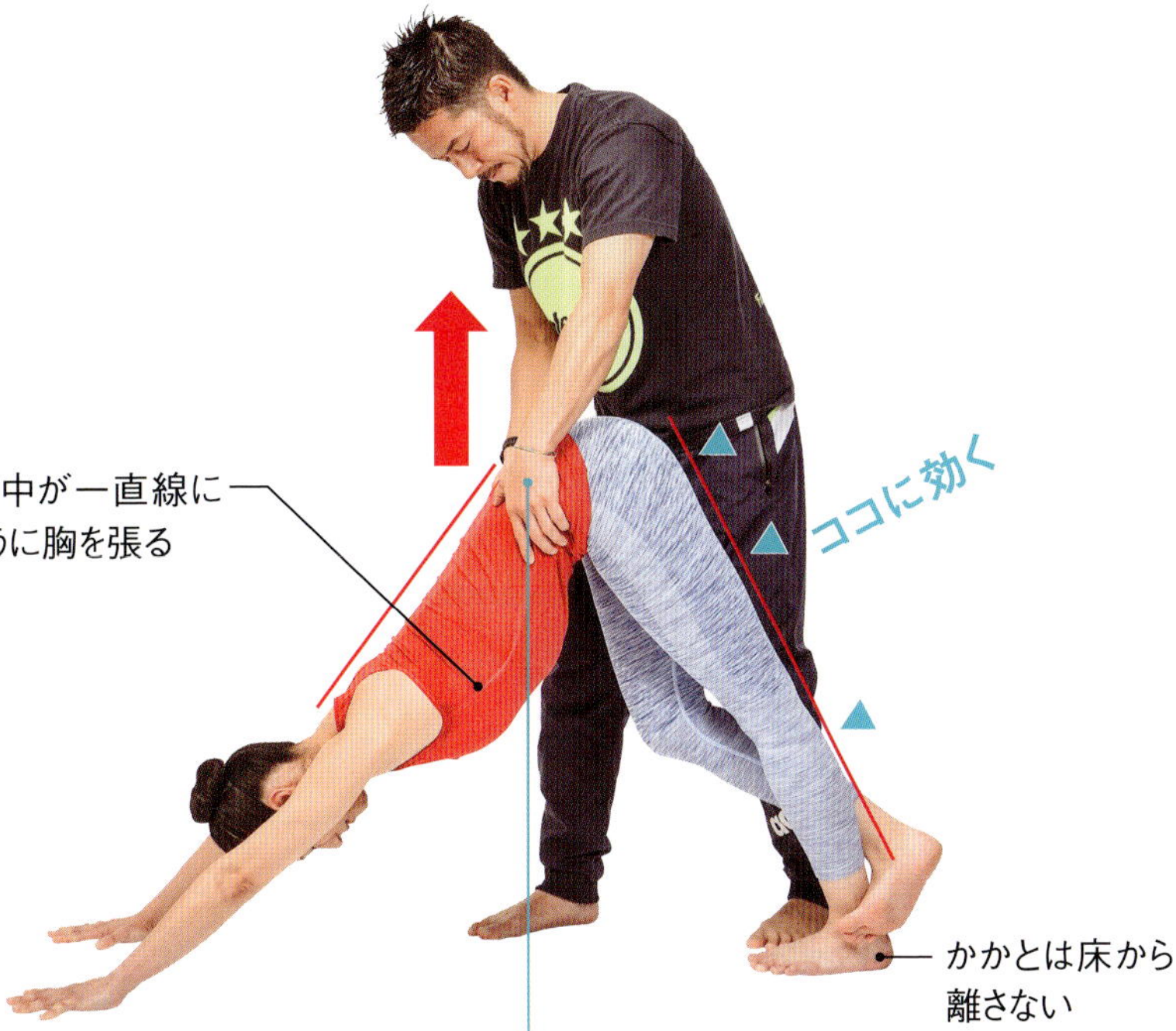

腕と背中が一直線になるように胸を張る
ココに効く
かかとは床から離さない
パートナーは骨盤を立てるように持ち上げる

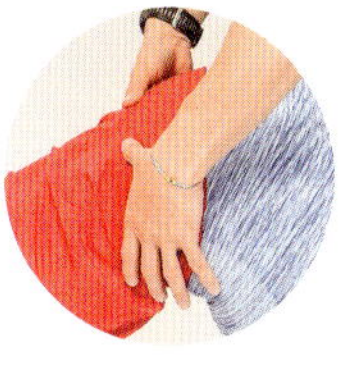

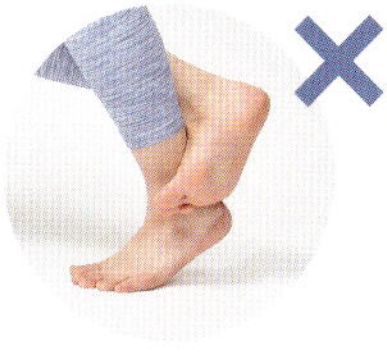

×

※痛みなどがある場合は決して無理をしないでください。

左右5秒5回×1セット

Program C
プログラム C

ふくらはぎ伸ばし

脚のむくみや疲労感を解消し、腰痛、アキレス腱の痛みをやわらげるストレッチです。

1 10センチくらいの段差に指先をのせる

10センチくらいの段差に、指先をのせ、ひざを伸ばします。

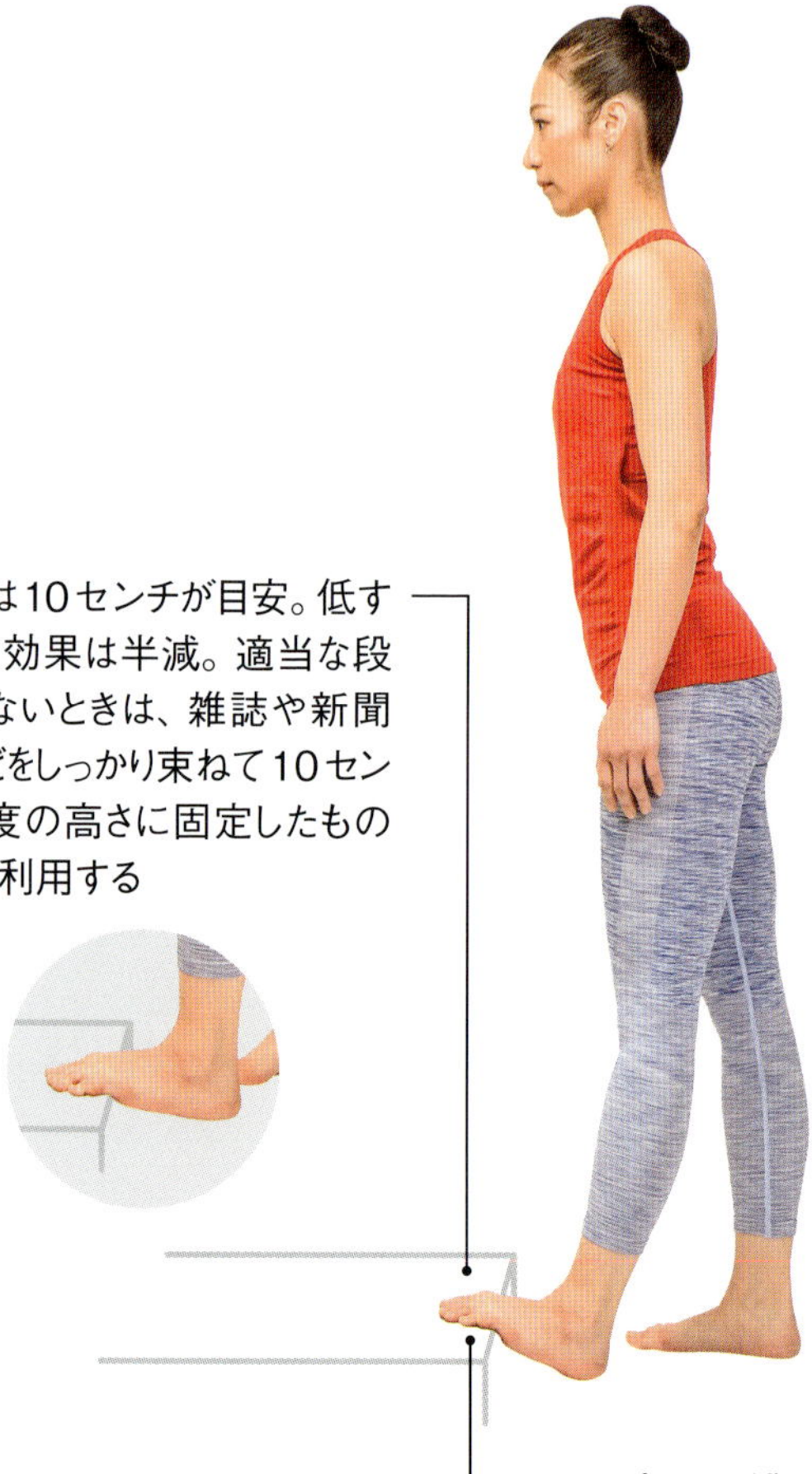

段差は10センチが目安。低すぎると効果は半減。適当な段差がないときは、雑誌や新聞紙などをしっかり束ねて10センチ程度の高さに固定したものなどを利用する

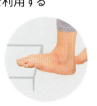

のせる部分は浅すぎず、深すぎず。足の前側半分をのせる

2 体重をかけて ひざ裏を伸ばす

つま先側に体重をかけてひざ裏を伸ばし、胸を張って５秒キープ。５回繰り返したら、脚を替えて同じように行いましょう。

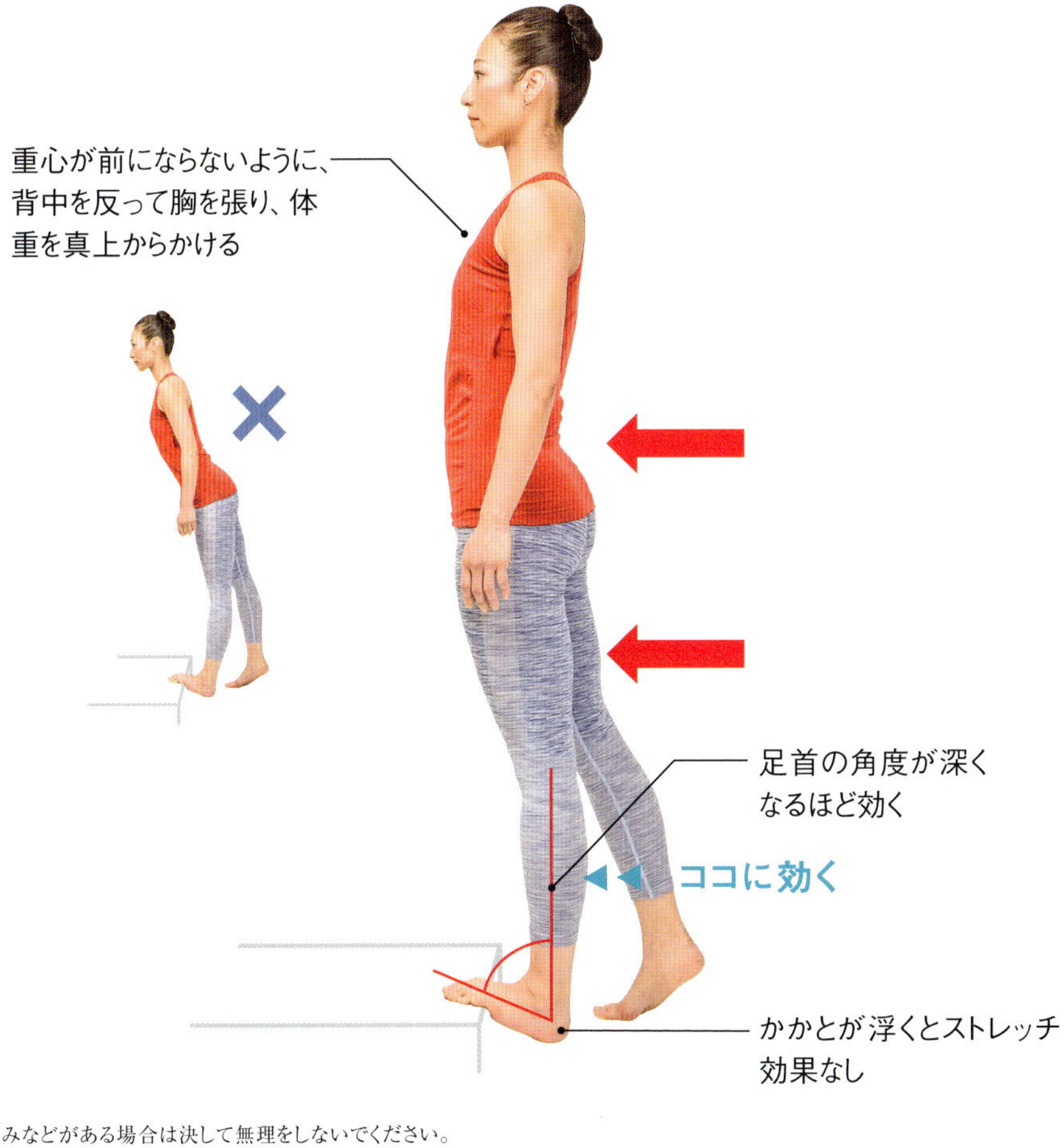
重心が前にならないように、背中を反って胸を張り、体重を真上からかける
×
足首の角度が深くなるほど効く
ココに効く
かかとが浮くとストレッチ効果なし

※痛みなどがある場合は決して無理をしないでください。

左右5秒5回×1セット

応用編

プログラムD 肩こりを解消するストレッチ

背中がよく動くようになると肩こりはなくなる

プログラムDは、姿勢づくりをしながら、肩こりをやわらげたい人のためのプログラムです。基本プログラムの2種類に加えて、4種類のストレッチを行います。

・**肩の位置を矯正する胸の筋肉をしつける、「肩ねじり伸ばし」**
・**背骨を正しいポジションに維持するお腹の筋肉をしつける、「腹筋伸ばし」**
・**多裂筋の動きを補強する、「肋間伸ばし」**
・**背中を反らす動きを強化する、「背中反らし」**

姿勢が悪い人に肩こりや首こりが多いのは、筋肉の使い方が悪いからです。**背中が丸まった姿勢になると、頭を支えるために背中から首の筋肉に負担がかかります。**負担を軽くするには、上半身の姿勢をつくる筋肉をよく動くようにすることです。

プログラムD

肩こりを解消するストレッチ

上半身の筋肉をまんべんなく伸ばして肩の筋肉の負担を減らす

基本のストレッチ ［ 壁ペタ伸ばし ］［ 足指グーッと伸ばし ］

プラス

症状別ストレッチ

［ 腹筋伸ばし ］

うつ伏せ状態から
お腹の筋肉をしつけます。

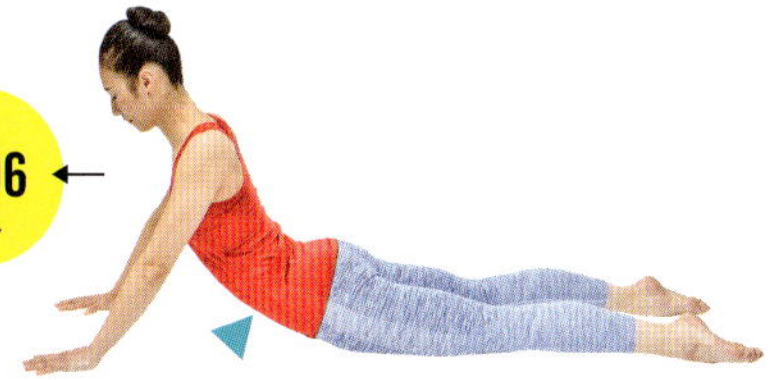

P-96へ

［ 肩ねじり伸ばし ］

壁を利用して胸と肩甲骨の
筋肉をしつけます。

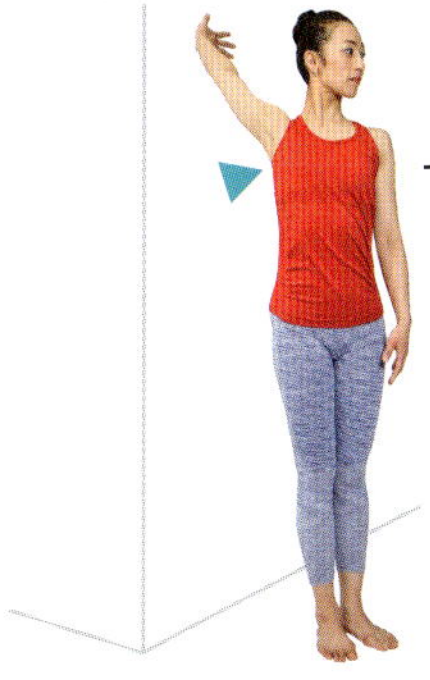

P-94へ

［ 背中反らし ］

うつ伏せ状態から背中の筋肉を
しつけます。

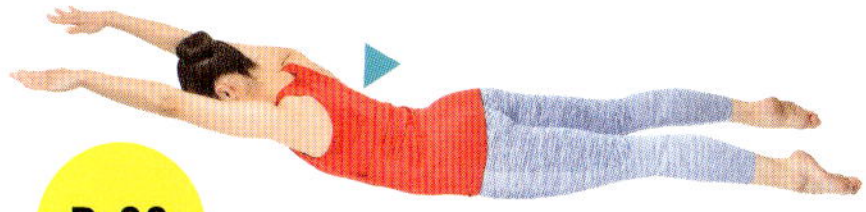

P-66へ

［ 肋間伸ばし ］

仰向けになって肋骨の間にある
筋肉をしつけます。

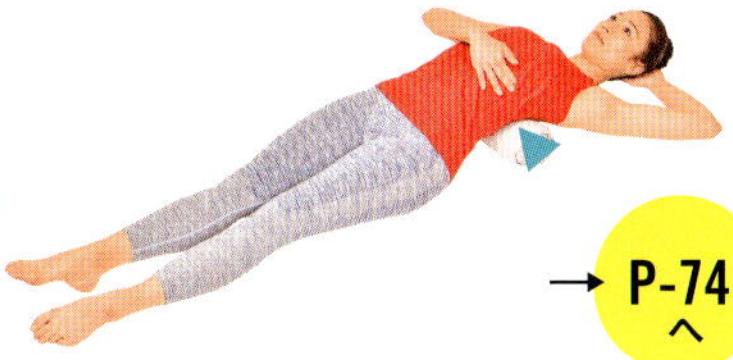

P-74へ

Program D

プログラム D

肩ねじり伸ばし

胸の筋肉（大胸筋《だいきょうきん》）を伸ばし、肩甲骨まわりの筋肉（棘下筋《きょくかきん》）を縮ませ、肩が正しい位置で動くようにしつけます。

1 壁に横向きに立ち、指先を後ろにして手をつく

壁からひじを伸ばして手をつける距離に、横向きに立ちます。壁側の腕を伸ばし、頭の高さで指先を後ろにして手をつきます。

指先は上を向かないように

×

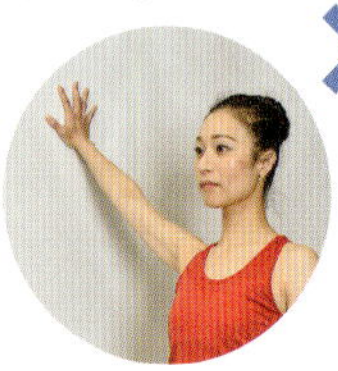

手の位置は頭の高さに

×

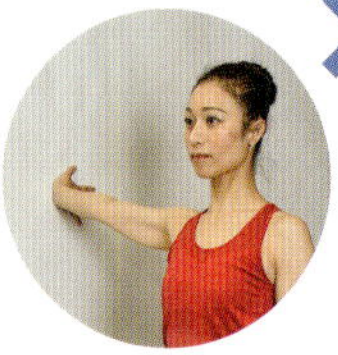

手の位置は後ろ過ぎないように

×

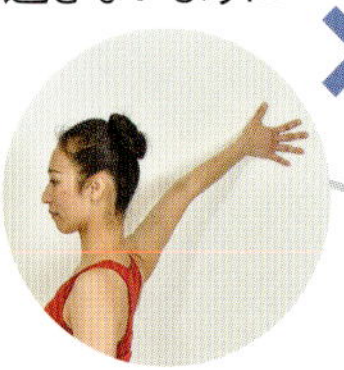

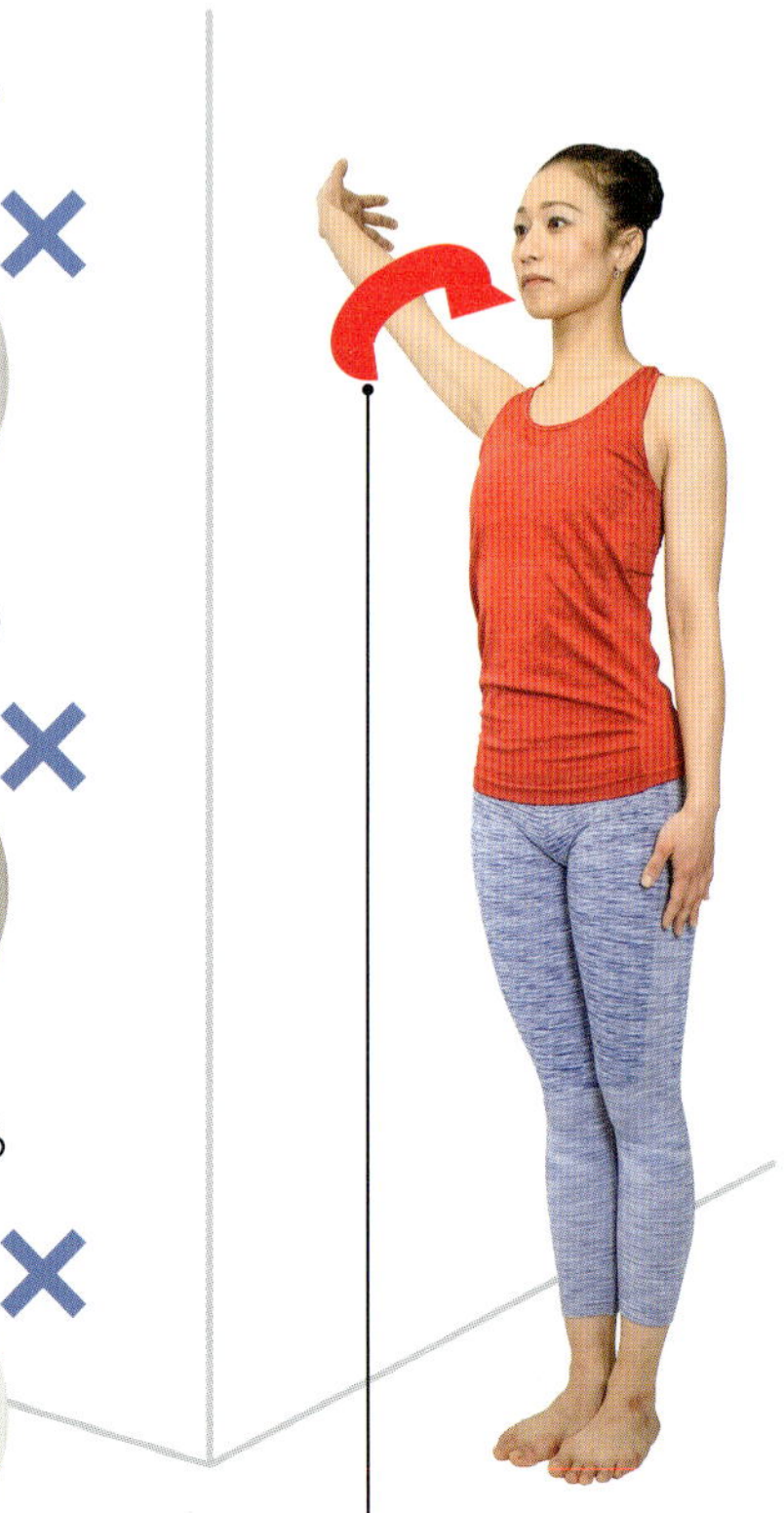

腕を骨から外側に回すようにして手をつくと、ストレッチ効果が高まる

2 足から正面を向いて10秒キープ

壁に手をついたまま、足からゆっくり回転して正面を向き10秒キープ。腕を下ろし、しびれがなくなったら1に戻って3回繰り返します。終わったら、もう片方の腕も同じように行いましょう。

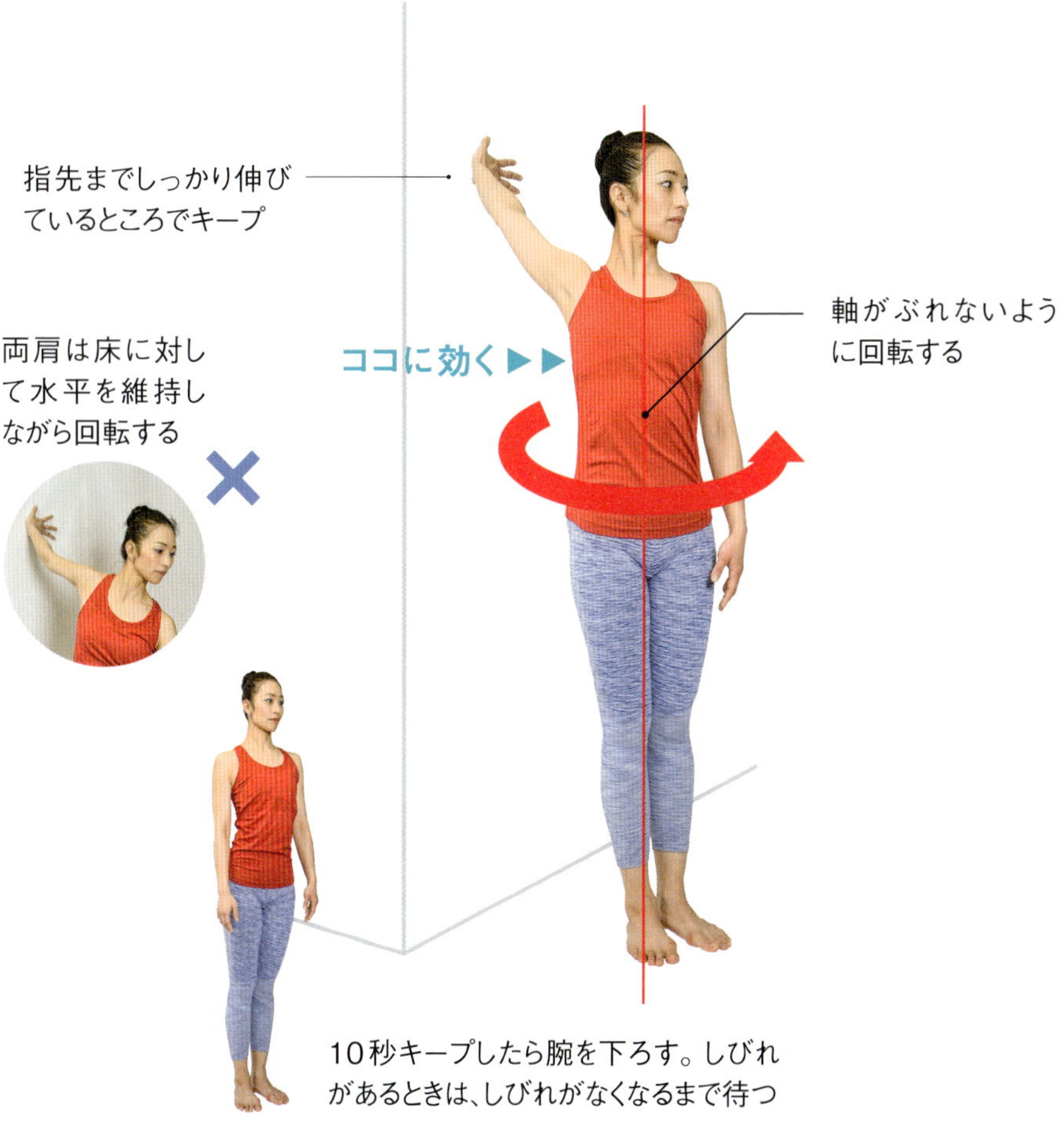
指先までしっかり伸びているところでキープ
両肩は床に対して水平を維持しながら回転する
×
ココに効く▶▶
軸がぶれないように回転する
10秒キープしたら腕を下ろす。しびれがあるときは、しびれがなくなるまで待つ

※痛みなどがある場合は決して無理をしないでください。

左右10秒×3回

腹筋伸ばし

背中に加えてお腹の筋肉（腹直筋）や肋骨の筋肉をしつけることで、体幹をバランスよく強化できます。

1 うつ伏せに寝て、下腹を凹ます

うつ伏せに寝て、両手を頭の横につき、下腹を凹ませせます。

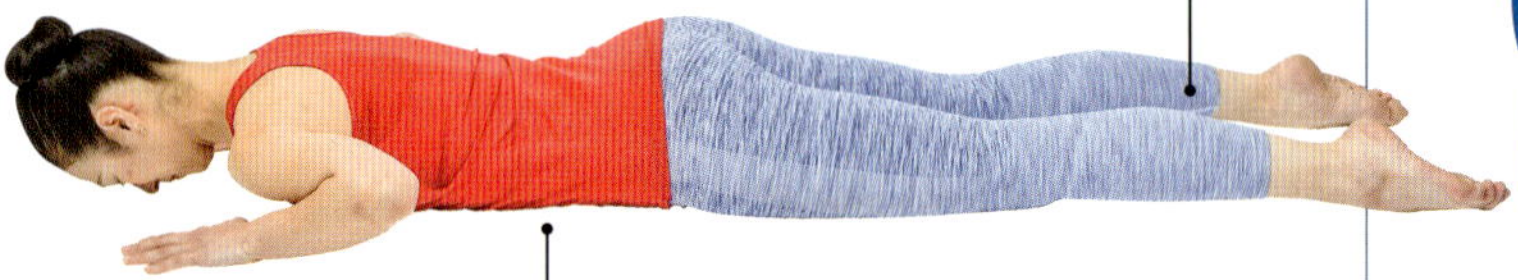
脚は肩幅に開いて真っすぐに伸ばす
息を吸って下腹を凹ませる

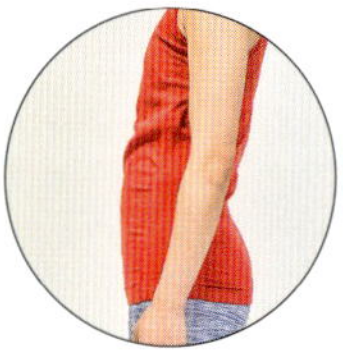

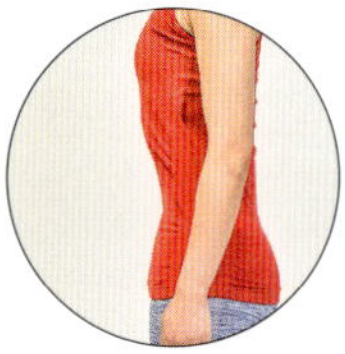

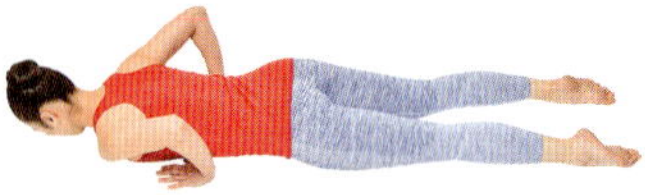

もっと効かせるには?

両手の位置を胸の横に置きます。
※手の位置が下がるほどきついトレーニングになります。

2 反らして5秒キープ

❶下腹を凹ませたまま上体を反らし、❷さらにあごを上げたら5秒キープ。1の姿勢に戻って10回繰り返しましょう。5秒がきついときは3秒でもかまいません。

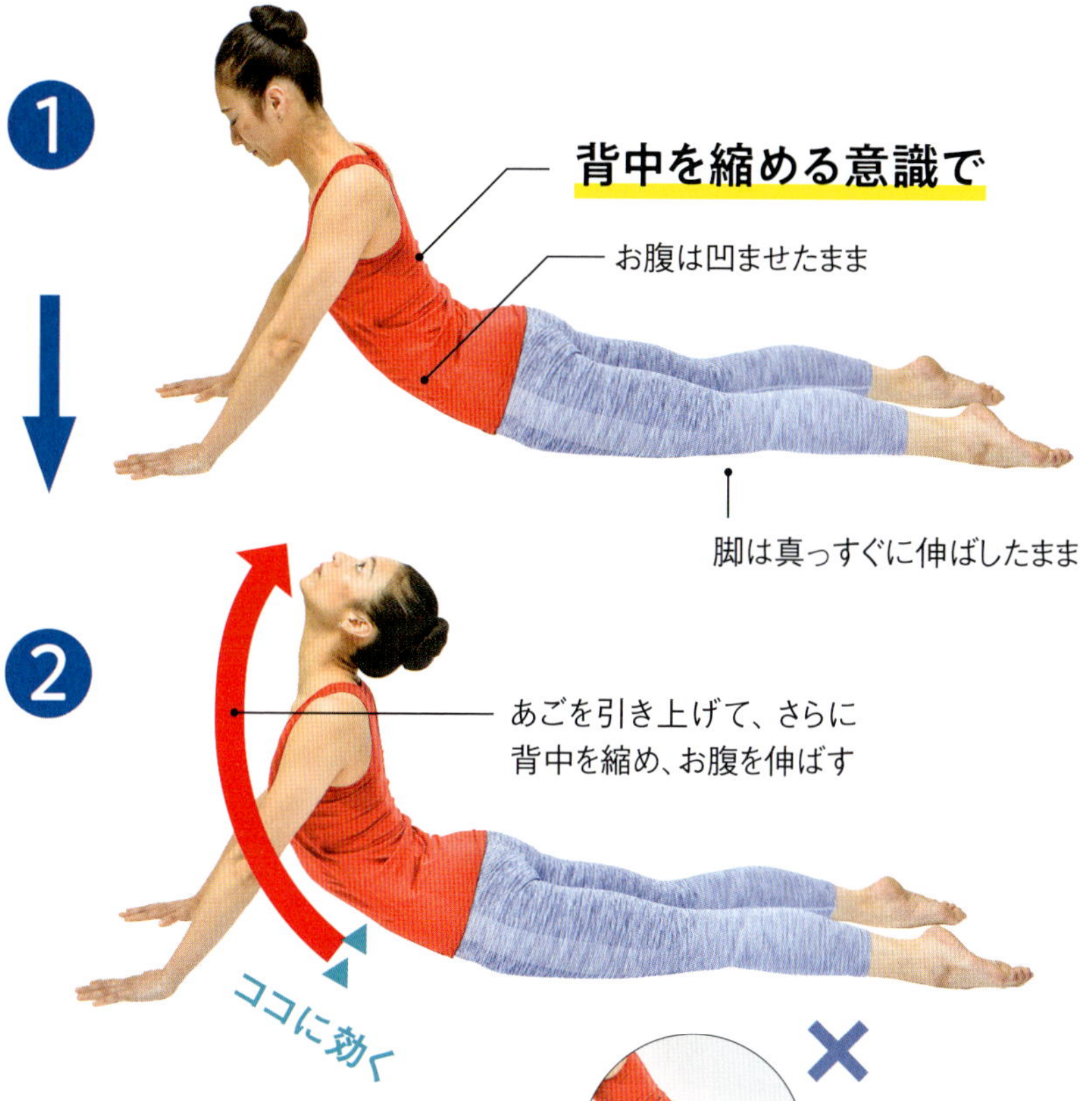

1
背中を縮める意識で
お腹は凹ませたまま
脚は真っすぐに伸ばしたまま
2
あごを引き上げて、さらに
背中を縮め、お腹を伸ばす
ココに効く

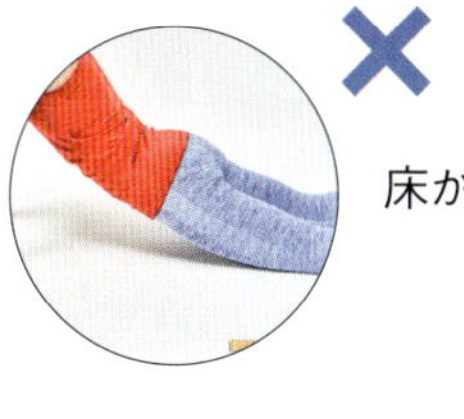

×
床から骨盤を離さない

※痛みなどがある場合は決して無理をしないでください。

5秒10回×1セット

※慣れてきたら3セット

1~2週間で効果を実感

どのプログラムの、どのメニューも、およそ1分で終わる、超短時間ストレッチ。基本プログラムなら、「壁ペタ伸ばし」と「足指グーッと伸ばし」の2つで約2分で終わります。

まずは毎日続けてみてください。気持ちいいはず。1~2週間続けると、体がラクになっている自分に気づくでしょう。

確実に効果を出したい人のために、アドバイスが1つあります。
それは、少しきつい「背中反らし」以外は、1日数回行うことです。
理想は2~3時間に1回。できれば、少なくとも**1日に2~3回**は行うようにしましょう。プログラムのメニューをまとめて行ってもいいし、時間を分けてバラバラに

郵便はがき

105-0003

切手を
お貼りください

（受取人）

東京都港区西新橋2-23-1
3東洋海事ビル

（株）アスコム

1分間だけ伸ばせばいい
2つの筋肉を伸ばして体の悩みを改善

読者　係

本書をお買いあげ頂き、誠にありがとうございました。お手数ですが、今後の出版の参考のため各項目にご記入のうえ、弊社までご返送ください。

お名前	男・女	才
ご住所　〒		
Tel	E-mail	
この本の満足度は何％ですか？		％
今後、著者や新刊に関する情報、新企画へのアンケート、セミナーのご案内などを郵送またはeメールにて送付させていただいてもよろしいでしょうか？ □はい　□いいえ		

返送いただいた方の中から**抽選で5名**の方に
図書カード5000円分をプレゼントさせていただきます。

当選の発表はプレゼント商品の発送をもって代えさせていただきます。
※ご記入いただいた個人情報はプレゼントの発送以外に利用することはありません。
※本書へのご意見・ご感想に関しては、本書の広告などに文面を掲載させていただく場合がございます。

●本書へのご意見・ご感想をお聞かせください。

ご協力ありがとうございました。

行ってもかまいません。

第1章でも話しましたが、筋肉をしつけるストレッチは、動かなくなっている筋肉に動き方を思い出させることです。学習効果をあげるには反復が基本。ストレッチをする間隔が短いほど、その効果は高くなります。最初の2週間だけ頑張れば、驚くほどの効果が得られます。

筋肉痛はしつけ効果ありのサイン！

1分間伸ばすだけで、どのストレッチも動作中に筋肉を伸ばしている、縮めているという感覚が得られます。効果を感じられれば、さらに継続意欲が高まるでしょう。

たとえば上半身のストレッチのときは、ストレッチ前に呼吸の感覚を確認してから、ストレッチ後にもう一度同じように呼吸をしてみましょう。呼吸が深くなっているはずです。「肋間伸ばし」や「肩ねじり伸ばし」など片側ずつ行うストレッチの場合は、片側だけを行って呼吸してみると、その違いがよくわかります。

下半身のストレッチはすべて片側ずつ行うストレッチなので、片方のストレッチが終わったところで、立ってみてください。左右の違いに気づくはずです。

最後にストレッチを行うときの注意点を話しておきます。

痛みやしびれがある人は、まず専門医に相談してからストレッチをはじめてください。また、**ストレッチ中に患部に痛みや違和感があったときは、すぐに動作を中断してください。**それから、体調が良くないときは無理をすることはありません。とくにプログラムB~Dを行うときは、ストレッチ後の痛みを確認してからはじめてください。

もしかすると、最初のころは筋肉痛になる人もいるかもしれません。それは、それまで使えていなかった筋肉が動きはじめたということです。姿勢が良くなりはじめたと思ってもらってかまいません。

第3章

1分間だけ伸ばせば
体の不調が
みるみる改善する

筋肉をしつければ、腰、ひざ、肩の関節の痛みがなくなる

動かなくなっている筋肉をしつけると、正しい姿勢を取り戻せるだけでなく、筋肉の使い方が悪いことで引き起こされていた、体のさまざまな不調も、改善されていきます。

腰やひざ、肩などの関節の痛みがその例です。

筋肉の使い方が悪くなると、関節への負担が大きくなったり、関節が正しいポジションで動けなくなったりします。

たとえば、腰の痛み。

腰を痛める理由のひとつは、腰椎を無理に動かすからです。

上半身を前後左右に倒す、ねじるという動きのなかで、前に倒す動き以外は、背中、とくに第12番胸椎を軸にした動きになります。ねじる動作における腰椎の可動域は、わずかに5度。つまり、**多裂筋が動かなくなって胸椎の動きが悪くなると、ねじる動作だけでも腰椎に負担がかかり、痛める原因になる**のです。

かかと重心の姿勢になって、体の前側の筋肉の使い方が悪くなると、ひざ関節に負担がかかるようになります。

前太ももの上部を使い過ぎると、本来ひざ関節を守るためにはたらく、ひざの上の筋肉まで動きが悪くなります。動かなくなれば筋力が衰えるため、さらにひざ関節を守れなくなります。

背中が丸まって肩が前に入った姿勢が続くと、肩の関節が正しいポジションで動かなくなります。腕を上げたり、回したりするたびに、腕の骨の先端と肩の骨がぶつかり続ければ、いずれ痛みがあらわれることになります。

それが四十肩、五十肩の原因のひとつです。

関節の痛みは、さまざまな理由が考えられますが、悪い姿勢をつくっている筋肉をしつけると、少なくとも関節への負担は減り、関節が正しいポジションで動けるようになります。

筋肉の使い方が変わると、こりやしびれもなくなる

いまや若い世代まで悩まされているという肩こり、首こり。腰痛やひざ痛と並んで国民病ともいわれていますが、原因のひとつは、やはり悪い姿勢をつくる筋肉の使い方にあります。

多裂筋が動かなくなると、背骨を正しいポジションで維持できなくなります。背中

が丸まって頭が前に出ると、約5キロといわれる頭を支えるために、僧帽筋《そうぼうきん》を中心とした背中から首にかけた筋肉が、必要以上にはたらかなければいけません。

筋肉は、必要以上に使われて緊張状態が続くと硬くなります。それが「張っている」とか「こっている」という症状です。

背中から首にかけて筋肉がガチガチに硬くなった状態が肩こり、首こりなのです。

筋肉が硬い状態が続くと、こりの症状はさらに悪化します。

というのは、筋肉が硬くなると血流が悪くなり、疲労物質が蓄積されるようになるからです。ほぐしたり、たたいたりしてもこりの症状がなかなか改善しなくなると、やがて痛みにつながります。

筋肉が縮んだまま動かなくなると、筋肉の近くを通っている血管や神経を圧迫することにもなります。それが、しびれの原因になることもあります。

血管が圧迫される症状の例が、長時間の正座のときに起きる足のしびれ。神経が圧迫される症状の例が、ひじを壁にぶつけたときに起きる腕から手の先まで起きるしびれ。みなさんも経験があるのではないでしょうか。

姿勢が悪くなると、そうした症状が、動かなくなる筋肉の近くで頻繁に起きるようになります。また、筋肉の使い方が悪くなって**関節が正しいポジションで動かなくなると、関節の近くにある神経が体を動かすたびに刺激されることもあります。**

こりやしびれなどの症状も、動かなくなっている筋肉をしつけ、正しい姿勢を取り戻すことで、きっときれいに消えていくことでしょう。

姿勢を正すだけで、血流は良くなる

動かなくなっている筋肉をしつけると、血流も良くなります。

筋肉には、体を動かす以外に、血液の循環をサポートする役割もあります。

血液を全身に送り出す起点となるのは心臓ですが、心臓の力だけでは血液を全身に行き渡らせることはできません。そこで、重要な役割を担っているのが筋肉のポンプ作用です。

筋肉は縮む、ゆるむという動きを繰り返していますが、そのたびに血管を圧迫したり、ゆるめたりしています。圧迫すれば血管から血液を送り出し、ゆるめると血管に血液が流れ込む。つまり、**筋肉がよく動けば、それだけ血流がスムーズになる**ということです。逆に**筋肉の動きが悪くなれば、血流を滞らせる**ことになります。

みなさんは、「ふくらはぎと足裏は第二の心臓」という言葉を聞いたことがありますか？

心臓から送り出された血液は栄養や酸素などを全身に運び、体にとって不要となった老廃物を回収して戻ってきます。

心臓より高い位置にある部位なら重力の影響で心臓に簡単に戻りますが、心臓より下の部位からとなると重力に逆らうため、下から押し戻す力が必要になります。その役割を担うのが、ふくらはぎと足裏の筋肉なのです。

多裂筋や足指の伸筋群が動かなくなり、悪い姿勢が続くと、このふくらはぎと足裏の筋肉の動きも悪くなります。背中が丸まって、かかと側に重心がある姿勢は、体を支えるために前側の筋肉を使うことが多くなるからです。

脚がむくんだり、ふくらはぎがよくつる人は、ふくらはぎと足裏のポンプ作用が衰え、不要な水分や老廃物を排出できないために起きる症状のひとつなのです。

なぜ、なかなか疲れがとれないのか？

慢性的な疲れを感じている人も、悪い姿勢が原因かもしれません。

使われなかったり、使われ過ぎることで筋肉が動かなくなり、疲労物質をため込む体になっている可能性があります。

私たちが肉体的な疲労を感じるのは、血液中に疲労物質がたまるからです。

疲労物質は筋肉を使えば使うほどたまりますが、血流がスムーズなら時間の経過とともに体の外に排出してくれます。ところが、**筋肉の動きが鈍くなったり、動かなくなって血流が悪くなると、疲労物質が流れにくくなります。**

休養したつもりでも疲れが抜けなかったり、翌日まで疲れが残ったりするのは、疲労物質がまだ残っているからなのです。「ちょっと歩いただけで疲れる」とか、「少し運動しただけで疲れる」という人は、特定の筋肉を使い過ぎている可能性もあります。

筋肉をしつけると、疲れにくい体も取り戻せます。

筋肉がよく動くようになって血流が改善すると、疲労物質を速やかに排出してくれるようになるからです。

1分間だけ伸ばして、自律神経を整える

正しい姿勢を取り戻すと、さまざまな不調が改善されるのは、**筋肉の使い方が良くなると自律神経が乱れなくなる**からです。

私たちの体には、呼吸をしたり、食べ物を消化したり、血液を循環させたりなど、生命を維持するために24時間絶えずはたらき続けている機能があります。それが、自律神経です。

自律神経には、活動しているときに優位になる交感神経と、リラックスしているときに優位になる副交感神経があります。車にたとえるなら、交感神経がアクセル、副交感神経がブレーキです。このバランスが崩れると、体のあちこちに不調があらわれるようになります。

たとえば、「疲れやすい」「微熱が続く」「日中、眠気におそわれる」「耳鳴りがする」「吐き気がする」「お腹にガスがたまる」「残尿感がある」「皮膚がかゆくなる」など。

あらわれる不調はさまざまですが、原因は自律神経の乱れです。

乱れ方がひどくなると、自律神経失調症や神経性胃炎、過敏性腸症候群などの疾患を引き起こすこともあります。

姿勢が悪いと、自律神経を乱すことがあります。

というのは、**多裂筋が動かなくなって肩こりや首こりの症状があらわれるようになると、首のなかを走る自律神経を圧迫し、血流も悪くなって脳が活動するための栄養や酸素が十分に運ばれなくなる**からです。

また、こりや痛みが続くと交感神経が刺激されて血管が収縮し、さらに血流が悪くなるという悪循環に陥ることもあります。

自律神経を整える方法はいろいろありますが、動かなくなっている筋肉をしつけることも、手軽にできる改善方法なのです。

万病の元、「冷え」を解消し、ぐっすり眠れるようになる

自律神経の乱れはあらゆる不調の原因といわれますが、「冷え」もまた、手足が冷たくなる冷え性だけでなく、がんや脳血管障害、心疾患など、さまざまな病気を引き起こす要因といわれています。

冷えも、動かなくなっていた筋肉を目覚めさせ、正しい姿勢を取り戻すことで改善できます。というのは、**姿勢づくりは、冷えを解消するための熱をつくる力と、熱を運ぶ力を強くできる**からです。

筋肉には体を動かす、血液の循環をサポートする役割のほかに、熱をつくるという役割もあります。私たちの体温は、筋肉がエネルギーを消費するときに発する熱と、

それによって温かくなった血液が全身を巡ることで維持されています。

それなら、筋肉量を増やす筋力トレーニングが近道のように思えますが、筋肉が正しく使えない状態でトレーニングしてもうまく効果を得られない可能性があります。それに、使い過ぎている筋肉をさらに鍛えてしまうと、使われていない筋肉をますます使わなくなります。

筋力トレーニングよりも、まずは動かなくなっている筋肉をしつけて、正しい筋肉の使い方を体に思い出させることです。筋肉をバランスよく使えるようになれば、それだけで今以上に熱を生産することができるし、血流が良くなれば、体の隅々まで熱を運ぶことができるようになります。

冷えを解消すると、睡眠の質のカギを握る深部体温を高め、ぐっすり眠れるようにもなります。

深部体温とは体の内側の温度で、家庭にある体温計では測れません。冷え性の自覚のある人はもちろんですが、自覚がない人の約6割も、この深部体温が低いといわれています。

私たちの体には、眠る前に、この深部体温を下げる仕組みが備わっています。手足から熱を放出して深部体温を下げることで、ぐっすり眠れるようになっているのです。眠くなるときに手足が温かくなるのはそのためです。

しかし、冷え性の人は、手足から熱が放出されにくくなっているので、深部体温が下がらずに不眠になりやすい傾向があります。

つまり、**なかなか眠れなかったり、目覚めたときにすっきりしなかったりするのは、冷えで睡眠の質が低下している可能性がある**というわけです。

冷え性の人は昼間も体温が上がらず、夜も体温を下げてはいけないと防衛機能がはたらき、深部体温の変動が少なくなります。そうなると、なかなか良質の睡眠がとれません。その原因となる**冷えを解消するためにも、筋肉をしつけること**です。動かなくなっている筋肉が動くようになると、睡眠の質が向上することでしょう。

腸内環境を整えると心も体も元気に

筋肉をしつけるストレッチは、腸内環境を整えて心も体も元気にします。

近年、腸の研究が急速に進み、腸には、消化吸収以外の重要な役割があることもわかってきました。

たとえば、私たちの体をウイルスや細菌などの外敵から守る免疫システムの主役である免疫細胞の約6～8割は、実は腸内にあります。

つまり、**腸内環境が乱れると免疫力がダウンする**ということです。

多裂筋をしつけて正しい姿勢を取り戻せると、動いていなかったお腹の筋肉も目覚めて腹圧が高くなります。腹圧とはお腹の空間にかかる圧力のことで、高くなると腸に運ばれる血液や酸素の量が増えて、腸の動きが活性化します。

また、**お腹の筋肉が目覚めると、腸のぜん動運動が活発になります。**ぜん動運動とは、便やガスを送り出すための腸の動きのことで、腹筋が弱い女性や高齢者は弱くなる傾向があります。

つまり、お腹の筋肉がよく動くようになると、老廃物をスムーズに排出できるようになるということです。いわゆる便秘の解消です。腸内から老廃物が少なくなれば、それだけ善玉菌の割合が多くなるため、腸内環境が良くなります。

腸内細菌のバランスが良くなれば、免疫力はアップします。

腸内環境の乱れが、心に影響をすることもわかってきました。

気持ちを落ち着かせる幸せホルモンといわれるセロトニンの9割は、実は腸でつくられています。セロトニンが不足すると、うつ病につながるといわれます。

腸内環境が乱れると、心も乱れてくる可能性があります。

逆に、腸内環境を整えることは、日々を穏やかにすることになります。そのためにできることが、動かなくなっている筋肉をしつけることなのです。

正しい姿勢がつくる深い呼吸で、気持ちを穏やかにしよう

姿勢が良くなるとすぐにわかる身体的な特徴が、呼吸です。**丸まっていた背中を反らせて呼吸するだけで、呼吸が深くなるのがわかります。**つまり、正しい姿勢になると、その深い呼吸が普通になるということです。

呼吸運動をつくるのは、肋骨の下にあるドーム状の筋肉の膜である横隔膜です。横隔膜が上下に動くことで、肺に空気を吸い込み、肺から空気を押し出しています。**多裂筋と肋間筋がよく動く状態ならば、横隔膜を大きく使った深い呼吸ができます。**しかし、多裂筋が動かなくて背中を反らせなかったり、肋間筋が硬くて肋骨の動きが鈍いと、横隔膜の動きが小さくなり、浅い呼吸になってしまいます。**多裂筋と肋間筋が動かない状態になっているのが、猫背です。**

胸の前側を圧迫する姿勢は横隔膜の動きを制限します。猫背のまま呼吸を続けると軽い酸欠状態になることもあるといいます。また、小さな動きでの呼吸が続くと、心肺機能の低下につながることもあるといわれています。

一方で、**深い呼吸には、気持ちを落ち着かせ、ストレスを解消する効果があります。**というのは、呼吸は、自律神経を自力でコントロールできる方法だからです。深い呼吸で交感神経を鎮め、副交感神経を優位にすると、心を落ち着かせることができます。

大量の酸素を取り込むことができる深い呼吸には、血行を良くする効果もあります。酸素は脳と内臓に優先的に送られるため、少ないと筋肉への供給量が不足しがちになります。取り込む酸素量が増えると筋肉がよく動くようになるため、血流の改善につながります。

また、**呼吸が深くなると、認知症予防になるともいいます。**深い呼吸は、体内の臓器に酸素を送り込む量が増えるからです。臓器のなかでもっとも酸素を使うのが脳なので、酸素が増えればはたらきも良くなるというわけです。

基礎代謝が高まり、太りにくい体になる

動かない筋肉をしつけると、太りにくい体が手に入ります。

やせる方法を数式にすると実に簡単で、摂取するエネルギー量より、消費するエネルギー量が多ければ太ることはありません。つまり、太ってしまうのは、摂取するエネルギーが多すぎるか、消費するエネルギーが少なすぎるか、どちらかなのです。

やせる方法は、書籍やメディアでも数多く紹介されていますが、できれば、今の食生活を変えずにやせられるのが理想ですよね。

消費エネルギー量を増やしたいなら、まずは基礎代謝を高めることです。

基礎代謝とは、人が生きているだけで消費するエネルギーで、1日の消費エネルギーの約6～7割を占めています。つまり、基礎代謝の低下を食い止めることが、もっと

も効率的なダイエット方法なのです。40歳を過ぎたころから、それまでと同じ食生活をしていると太ってくるのは、加齢とともに基礎代謝が低下してくるからです。

基礎代謝を高めるには、筋肉による消費を増やすことです。

ここでも筋力トレーニングを考えてしまいますが、その前にやるべきことが動かなくなってる筋肉をしつけることです。**使わなくなっている筋肉を使えるようになるだけで、同じ動作でも消費するエネルギーは高くなります。**

つまり、同じ生活や食事をしていても、**正しい姿勢を維持するだけで自然に脂肪燃焼が増える**というわけです。

もちろん、ウォーキングやジョギング、エアロビクスなどの有酸素運動は脂肪燃焼に効果があります。しかし、その前にやるべきなのが、正しい姿勢を取り戻すこと。そして、筋肉を最大限に使える状態にすることです。

正しい姿勢で筋肉をバランスよく使える状態で有酸素運動を行えば、消費するエネルギー量はさらに大きくなります。

エネルギーをたくさん消費できるかどうかは、筋肉をどれだけしっかり使えるか。

正しい姿勢を取り戻せると、それはそのまま太りにくい体を手に入れたことになるのです。

運動パフォーマンスが上がり、ケガに強くなる

正しい姿勢は、ケガに強い体をつくることにもなります。

メディアでよく取り上げられる話題に、平均寿命と健康寿命のギャップがあります。健康寿命は介護を受けたり、寝たきりにならずに日常生活を送れる期間をいい、厚生労働省の調べでは、２０１６年で男性は72歳、女性は75歳です。

同年の平均寿命は、男性が81歳、女性が87歳ですから、男性で約9年、女性では約

12年も差があることになります。この期間は、生きているけれど体のどこかが不調で、入院や寝たきりで過ごしているということです。

寝たきりになるパターンとして多いのが、転倒による骨折。これは、筋肉をバランスよく使えていれば回避できる可能性があります。

そもそも**転倒するのは正しく歩けていないのが原因で、正しい姿勢で足指を使って歩けていれば、つまずくことも、転んだりすることも少なくなります。**足先が上がらなくなったり、転びそうになったときにバランスを崩してしまうのは、動かなければいけない筋肉が動かなくなっているからなのです。

また、**筋肉をしつけると、体の柔軟性を取り戻すことにもなります。**柔軟性があれば、たとえ転んだとしても、骨折を回避するように体を動かせるようになります。

そのためにも、まず動かなくなっている筋肉を1分間だけ伸ばして、正しい姿勢を取り戻すことです。それが、健康で充実した毎日の基本になります。

おわりに

悪い姿勢は、1日2日でできたものではありません。
本書のなかでも話しましたが、幼少のころから長い年月をかけてつくってきたものです。すっかり慣れてしまっている筋肉の使い方を変えるのは簡単ではありませんよね。毎日の生活に不都合がないなら、あえて矯正しようとは思わないかもしれません。

しかし、体のどこかに気になるところはありませんか?
慢性的な痛みはなくても、腰に痛みや疲れを感じることはありませんか。
ひざはどうですか。肩がこることはありませんか。
お腹まわりの肉が気になってきていませんか。
疲れやすくなっていませんか。
眠れない日が続くことはありませんか……。
実は、体のちょっとした不調は、悪い姿勢を続けてきたことで筋肉が動かなくなっているのが原因かもしれません。そのまま放置していると、気づいたら手遅れになるような疾患につながるかもしれません。

正しい姿勢は、「壁ペタ伸ばし」と「足指グーッと伸ばし」を続けることで取り戻せます。まずは、はじめてみてください。そして、背中を縮めることと足指を使うことを意識して歩いてみてください。ただ歩くだけですが、これまでとは違った感覚があるはずです。その感覚がわかるだけでも、正しい姿勢に近づくことになります。

筋肉は加齢とともに衰えるといわれますが、使わないから衰えるが正しい表現です。実際、90歳を超えても鍛えると筋力がアップすることがわかっています。バランスよく使えば、一生使い続けられるということです。

そのためにも、動いていない筋肉を1分間だけ伸ばしましょう。

その1分が、みなさんの健康な毎日を約束してくれることになるはずです。

佐藤義人

1分間だけ伸ばせばいい

2つの筋肉を伸ばして体の悩みを改善

発行日　2019年　4月25日　第1刷
発行日　2020年　1月14日　第24刷

著者　佐藤義人

監修　加賀康宏

本書プロジェクトチーム
編集統括　柿内尚文
編集担当　小林英史、舘瑞恵
デザイン　鈴木大輔、江﨑輝海、仲條世菜（ソウルデザイン）
編集協力　洗川俊一、小口和昭、ブライトンラグビー
田代貴久（キャスティングドクター）
写真　大岡敦
モデル　元満あずさ
校正　中山祐子

営業統括　丸山敏生
営業担当　増尾友裕
プロモーション　山田美恵、林屋成一郎
営業　池田孝一郎、熊切絵理、石井耕平、大原桂子、桐山敦子、綱脇愛、
渋谷香、寺内未来子、櫻井恵子、吉村寿美子、矢橋寛子、遠藤真知子、
森田真紀、大村かおり、高垣真美、高垣知子、柏原由美、菊山清佳
講演・マネジメント事業　斎藤和佳、高間裕子、志水公美

編集　栗田亘、村上芳子、大住兼正、菊地貴広、千田真由、生越こずえ、
名児耶美咲
メディア開発　池田剛、中山景、中村悟志、長野太介
マネジメント　坂下毅
発行人　高橋克佳

発行所　株式会社アスコム

〒105-0003
東京都港区西新橋2-23-1　3東洋海事ビル
編集部　TEL：03-5425-6627
営業部　TEL：03-5425-6626　FAX：03-5425-6770

印刷・製本　株式会社光邦

Printed in Japan ISBN 978-4-7762-1044-3

アスコムのベストセラー

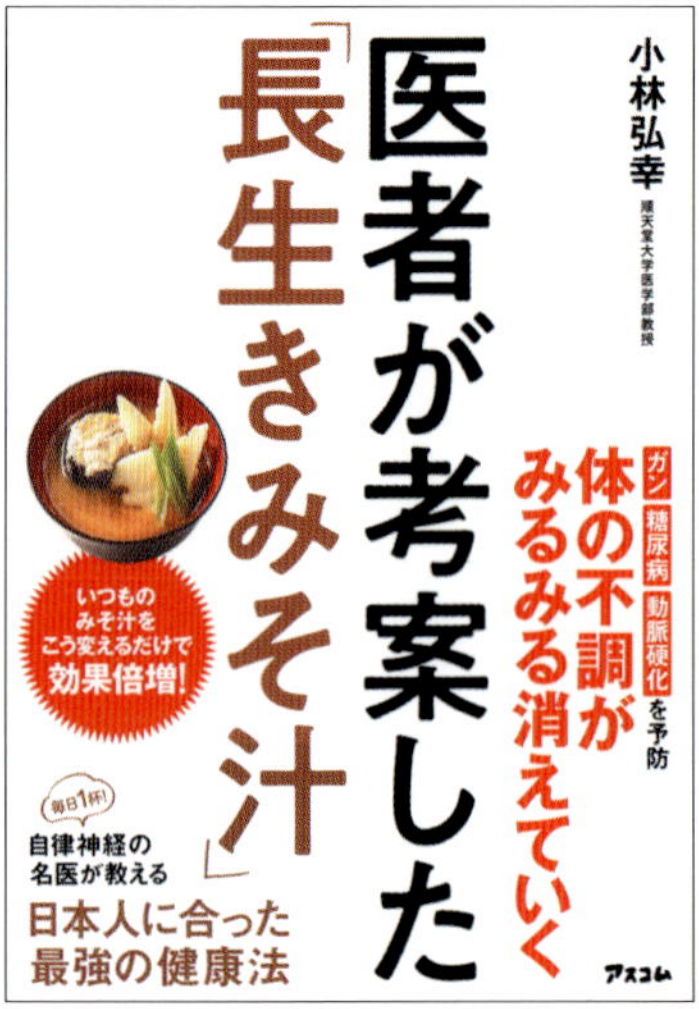

ベストセラー!
80万部突破!

医者が考案した「長生きみそ汁」

順天堂大学医学部教授
小林弘幸

A5判 定価：本体 1,300 円＋税

ガン、糖尿病、動脈硬化を予防
日本人に合った最強の健康法!

◎豊富な乳酸菌が腸内環境を整える
◎血糖値の上昇を抑えるメラノイジンが豊富
◎自律神経のバランスが改善!
◎老化のスピードが抑えられる!

お求めは書店で。お近くにない場合は、ブックサービス ☎0120-29-9625までご注文ください。
アスコム公式サイト http://www.ascom-inc.jp/ からも、お求めになれます。

登録するだけ!

購入者全員に
プレゼント!

本書の電子版が
スマホ、タブレットなどで読めます!

アクセス方法はこちら!

⇩

下記のQRコード、もしくは下記のアドレスからアクセスし、会員登録の上、案内されたパスワードを所定の欄に入力してください。
アクセスしたサイトでパスワードが認証されますと、電子版を読むことができます。

https://ascom-inc.com/b/10443

※通信環境や機種によってアクセスに時間がかかる、もしくはアクセスできない場合がございます。
※接続の際の通信費はお客様のご負担となります。